これならできる！

身体拘束ゼロの認知症医療・ケア

——大誠会スタイルの理念と技術——

監修 山口晴保・田中志子

執筆 大誠会認知症サポートチーム

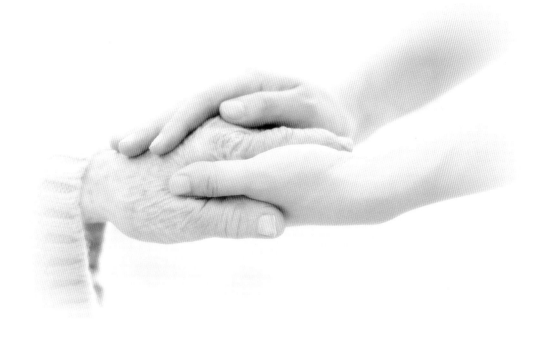

照林社

はじめに

　身体拘束が、患者さんにとってとてもつらいことだと知ってから、どのくらい経つだろうか――。

　1996年、私は、実家の内田病院で、点滴を抜かないように縛られている患者さんの身体拘束を、来る日も来る日も解いて回っていた。しかし、患者さんたちは、当時の看護師にまた縛られていた。なんでわかってもらえないんだろう――。私は、すべての看護師に無視されながらも、患者さんの拘束を解き続けていた。悔しくて泣いたこともあったが、それでも私はやめなかった。自分の倫理観、医師としての責務が行動をやめさせなかった。患者さんを放っておけなかったのである。

　ある日、いつものように謝りながら拘束を外す私を、患者さんが追視した。「え……？　この人、意識ある…？　まさかね」と思った。しかし、別の日には別の患者さんが、私に小さな声で「ありがとう」と言った。

　そのとき、患者さんは状況がわかっていて縛られているということを初めて知った。患者さんたちは、どれほどの絶望感のなかにいたのだろうか、どんな思いでじっと縛られることを受け入れていたのだろうか。驚きと申し訳なさと、なんとも言えない切なさで鳥肌が立って後ずさりした。そして思った。この人たちをなんとかしなければ、と。

　その後も毎日、当時の看護師たちには無視され続けた。「理事長の娘が、余計なことして……」と言わんばかりだった。当時29歳だった私は、悔しくて怖くてつらくて孤独だった。でも、私だけが患者さんの心とつながっていたと思う。

　どれくらい経ったころだろうか。あるとき、黙々と身体拘束を解き続ける私に、一人、また一人とスタッフが同調し始めた。そのたびに嬉しくて、スタッフたちと抱き合って泣いた。やがて、その病棟での身体拘束はゼロになった。私にとって、なによりも大きな成果だった。

　このときが、私の医師としての歴史の始まり、いまの私と内田病院の原点となった。

＊

　それから20年以上が経った。いまでは大誠会グループのすべての施設、すべてのフロアで身体拘束ゼロとなっている。なぜなら、すべての職種に認知症の研修を行い、統一したケアを徹底しているからである。

　また、2017年には、日本医療研究開発機構（AMED）の研究を当院で行い、BPSDは、入院後の適切な治療とケアの実施により重症度も介護負担度も軽くなるという結果を示した。また、BPSDの改善が目的で入院した人が、入院から2週間以内で看護の手のかかり具合が半減するというタイムスタディも報告できた。

＊

　このような結果から、私たちの20年に及ぶ経験をできるだけ皆さんに伝えたいと考えた。

　身体拘束"する"ケアのほうが大変で、身体拘束のない、笑いのあるケアのほうが楽なこと、認知症の看護・ケアは理念だけでなく技術もあれば「できる！」ことを伝えたい。そんな思いで、当院のスタッフとともにこの本の制作にあたった。

　どうか、医療ニーズの高い認知症の人にかかわる、医療・ケア現場の皆様に本書を活用していただき、身体拘束ゼロの医療・ケアが日本中に広がることを願っている。

2020年4月

医療法人大誠会理事長　田中志子

CONTENTS

装丁：大下賢一郎
本文イラストレーション：中村知史
本文DTP：明昌堂

本書の注意点

本書で紹介している治療とケアの実際は、監修・執筆者の臨床例をもとに展開しています。実践により得られた方法を普遍化すべく万全を尽くしておりますが、万一、本書の記載内容によって不測の事故等が起こった場合、監修・執筆者、出版社はその責を負いかねますことをご了承ください。なお、本書に掲載した写真はすべて、患者ご本人・ご家族の同意を得て掲載しています。

本書に記載しております薬剤・機器等の使用にあたっては、個々の添付文書や取り扱い説明書を参照し、適応や使用法等については常にご確認ください。

本書の特徴

- 本書は、Part 1「身体拘束ゼロを実現するために」、Part 2「身体拘束ゼロ実現のための具体的テクニック」、Part 3「認知症へのトータルアプローチ：大誠会スタイルの実践」の3部で構成されています。

- Part 1 では、身体拘束ゼロを実現するために取り組んできた概要と、身体拘束ゼロによって見られた効果に関する研究結果を紹介しています。Part 2 では、身体拘束をやめるための具体的な技術を紹介しています。Part 3 では、大誠会の認知症医療・ケアの理念とさまざまな実践について紹介しています。身体拘束ゼロを実現するためには、この理念と技術が、車の両輪のように機能していなければならないという主旨で、本書は構成されました。

- 特に、身体拘束ゼロを目指す全国の仲間たちと共有したいのが、Part 2 の「身体拘束をなくすためのさまざまなテクニック」です。

- 基本的なコミュニケーション方法、点滴・チューブ等の挿入時、水分・食事摂取時、経鼻カニューレ・酸素マスク装着時、膀胱留置カテーテル装着時、脱衣・おむつはずし、帰宅願望などにおける具体的な"やり方"を示しました。

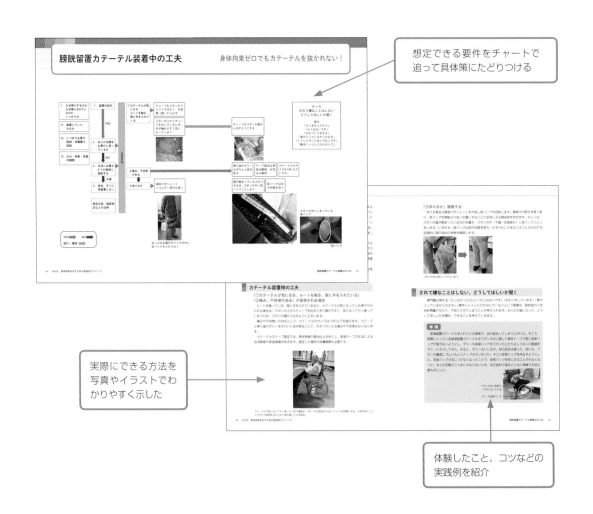

想定できる要件をチャートで追って具体策にたどりつける

実際にできる方法を写真やイラストでわかりやすく示した

体験したこと、コツなどの実践例を紹介

Part

1

身体拘束ゼロを実現するために

私たちは、どうやって
"身体拘束ゼロ"を実現したか

病棟での身体拘束廃止に向けて

高齢者虐待防止法が制定された2006年、全国的に"身体拘束"に関する議論が巻き起こりました。それから10年経った2016年、診療報酬上で「認知症ケア加算」が評価され、多くの病院で、認知症ケアに真っ向から取り組む必要性が出てきました。それは同時に、"身体拘束"についてどうあるべきかを真剣に議論しなければならないことでもありました。というのは、認知症ケア加算の算定要件として「身体的拘束を実施した日は、所定点数の100分の60に相当する点数により算定する」という減算要件が付与されたからです。これは、「認知症患者の身体拘束をできる限り減らす看護」が求められるということを、国が初めて明らかにした画期的な出来事でした。

さて、2016年に全日本病院協会が行った調査[1]によると、点滴・チューブ類を抜こうとする患者に対して何らかの身体拘束が行われていた病院は70.8%もありました。その内訳は、「チューブを抜かないように四肢をひも等で縛る」16.3%、「手指の機能を制限するミトン型の手袋等」48.2%でした。しかし、点滴を抜こうとする患者のうち、実際に点滴を抜いてしまうようなケースはそれほどあるわけではありません。同調査で、点滴などを抜こうとする患者を身体拘束なしで看護した場合、抜こうとする患者の割合が15%を超えていても、自己抜去件数は100人当たり8件に過ぎないことがわかっています。それに対して、自己抜去しようとする患者をひも等で縛ったときの自己抜去件数は100人当たり3.6件もあるのです。

この全日本病院協会の2018年の調査には、その他にも興味深い結果が示されています。入院受け入れや、継続が困難となった経験のあるBPSDの内容で最も多いものでは、「徘徊・帰宅願望」が最も多く、2番目に「治療・処置への抵抗」、3番目に「奇声・大声」が上がっています。医療依存度が高い人のBPSDが現場にとって、いかに困難であるかを示していると言えます。

そして、BPSDが出現したときの対応としては、「家族に付き添いを要請する」「身体拘束を行う」「行動を落ち着かせるために薬剤を服用させる」「職員が常時付き添う」が挙げられています。つまり、BPSDへの対応策は、「付き添い」か「身体拘束（薬剤も含む）」であることがわかります。

身体拘束が与えるダメージとは

さて、身体拘束には、どのような害があるのでしょうか。身体拘束のダメージに関するラットの実験結果を紹介しましょう[2]。ラットを金網の中に固定して拘束ストレスを与えると、ストレスによってノルアドレナリンという攻撃性や興奮を高めるストレスホルモンが放出されます。ラットでは、たった1分間ストレスを与えても45分間という長い時間ストレスを与えたのと、ほとんど変わらないストレスホルモンの値を示しました。

また、心理的ストレスについて調べたデータでは、電撃ショックによる電撃ストレスと同じようにストレスホルモンが放出されます。しかし、だんだん慣れてしまってストレスホルモンの放出が減少する電撃ストレスに対して、心理的ストレスは、日数が増えるとストレス反応も増えるという結果も出されています。これらは、あくまでもラットの実験ですが、人も同じような反応を示すことが推察されます。また、ラットでは若いラットに比べて、高齢ラットのほうが、ストレスからの回復が遅く、高齢ラットは、身体拘束することで体重も減ることがわかっています。

私たちが知らなければ ならない、"縛られる恐怖"

2019年にNHK「クローズアップ現代プラス」で2度にわたり、一般病院における身体拘束に関する特集が組まれました。内田病院は身体拘束ゼロの病院として紹介され、私たちも取材に協力しました。同番組では、内田病院に来る前の病院で入院中に身体拘束されていて、当院転院後に拘束を解除された患者とご家族も出演しました。当院で実際に身体拘束模擬体験をされたアナウンサーは以下のような感想を述べています。

「身体拘束は身体の苦痛だけでなく、もののように扱われる、悪者扱いされる、というメンタルへの影響が、これほどきついのかと驚きました」——これこそが、私たちが知らなければならない、本当の"縛られる恐怖"かもしれません。体が苦しい以上に心が苦しくて情けなくて、切なくて不安で恐怖で……。いつ終わるともわからない拘束に患者は苦しみ続けます。

しかも、身体拘束はずっと続く可能性があります。前の病院で身体拘束をされていた患者は、次の病院に移っても、そのまま身体拘束が引き継がれると答えている病院が30%もあると言われているのです[1]。

どこでも誰でも"身体拘束ゼロ"にできるわけではない

お断りしておきたいのは、私たちは、急性期治療の時期から何から何まで、まったく身体拘束をゼロにすることができるとは思っていません。むしろある種の治療の場ではゼロは難しいと思っています。それは、超急性期医療の現場です。たとえば、皮膚から肝臓に直接管を入れなければいけないような治療では、その管を抜かれると、胆汁が体の中に漏れて炎症を起こすため生命に直接かかわります。また、急性心筋梗塞の緊急治療や心臓外科手術直後など、超急性期医療では、拘束せざるを得ない状況があることは十分に承知しています。

ただ、どんな急性期であっても、経過をみて身体拘束を解除する可能性があることは約束すべきだと思っています。つまり「○○の治療が落ち着いたらその拘束を外す」と記載して示すことや、退院時の看護サマリーや医師の紹介状に明記するなどのことが必要です。そして、急性期でも身体拘束が外せないかどうか、常に頻回にカンファレンスを行う努力が必要です。

一方で、褥瘡予防のために身体拘束をせざるを得ない状況が改善し、褥瘡が治ったにもかかわらず、身体拘束だけが引き継がれていくというちぐはぐな現実も、残念ながら経験します。

急性期医療で救うべき命(LIFE)は、慢性期医療に引き継がれます。慢性期医療や施設・在宅では、"生きる支援"を中心に治療やケアを行います。つまり、生活(LIFE)を支えることが中心になるわけです。興味深いのは、英語では、救うべき"命"の「LIFE」と、支える"生活"の「LIFE」は同じ言葉です。急性期でも生活(LIFE)につながるような命(LIFE)の救済を行わなければいけないということです。生きる気力を奪ってしまっては、臓器を救っても意味が薄れてしまうことになります。

どうしても身体拘束をなくせない病院も、やむにやまれない状況であるのはよくわかります。

縛りたくて縛っているのではない、外したくてもできないで、苦しんでいると思います。その理由は、ただ、身体拘束を外すやり方がわからないだけかも知れません。人数が少なくて身体拘束が外せないという病院があります。それは、人員配置の仕方で、同じ人数でもケアが楽になる手法を知らないだけかも知れません。

NHK「クローズアップ現代プラス」で「一般病院で身体拘束をゼロにできる」と私たちの病院を紹介したときには、番組史上類を見ない数のクレームが寄せられたといいます。「そんなきれいごとばかり言うな！」という声に応えるために、その続編がひと月も経たないうちに製作されました。

私たちは、身体拘束をゼロにできないと考えている人たちを責める気持ちはまったくありません。それは、「かつての自分たち」なのですから、その苦しみも大変さもよくわかります。だからこそ、一緒になんとかしたいと考えているのです。

縛りたくて、縛っているナースなんて、一人もいないのです。研修を行うとアンケートにたくさん書かれている意見があります。「患者さんにありがとうと言われたくて、未来を夢見て看護という大変なお仕事を選んだ。たくさん勉強して、厳しい先輩にしごかれて、キツイ勤務して疲れてるし、人間だもの、たまにはへこたれる。そして患者さんに怪我もして欲しくない。自分たちはどんな看護をすればいいのか、とても悩んでいる」病棟の看護師さんたちの心の叫びだろうと思います。この叫びにどう答えていけばいいのでしょうか。

■ 身体拘束廃止に必要なものは"理念"と"技術"

そうした声に真摯に応えるために、私たちは、「身体拘束を減らすテクニック」を"見える化"しようと思いました。「身体拘束を外しなさい」「それは人としての尊厳の問題だから」と、理想だけを押しつけていても、現場の方々は自分を追い込んでしまうだけでしょう。

身体拘束廃止に必要なことは、身体拘束についての正しい知識を身につけて、身体拘束廃止のための"技術"を磨き、身体拘束をしないと決める態度（心）を身につけることです。それが、新たな身体拘束ゼロへの挑戦です。しっかりとした理念のもとで、身体拘束をしないテクニックを使って身体拘束ゼロを推し進めていくことは、"良いケアのための通過点"なのです。

〈引用文献〉
1. 全日本病院協会：身体拘束ゼロの実践に伴う課題に関する調査研究事業報告書 平成28年（2016年）3月. https://www.ajha.or.jp/voice/pdf/other/160408_2.pdf （2020/4/7アクセス）
2. 田中聡一：身体拘束が及ぼす生体反応に関する考察. 認知症ケア研究誌3：58-64：2019.

〈参考文献〉
1. 大誠会認知症サポートチーム：楽になる認知症ケアのコツ. 山口晴保, 田中志子編集, 技術評論社, 東京, 2015.

これだけ有効！
身体拘束ゼロの研究成果

　私たちは、BPSDの予防・治療法開発を目的とした日本医療研究開発機構（AMED）の研究（代表者：山口晴保；課題番号：JP19dk0207033）に、分担研究者として2017～2019年度の3年間参加しました。そして、大誠会スタイルの認知症医療・ケアの効果を世に示しました。その一部を紹介します。

当院のケアの効果

　図1は、2017年の研究成果です。当院に入院した認知症のある患者のうち、BPSD評価尺度NPI-Qの重症度・負担度の得点がいずれも4点以上の24名を対象に、入院直前と1週間後にNPI-Qを実施し、その重症度と負担度の得点の変化を図示しました。重症度・負担度いずれも、入院直前より入院1週間後の得点が有意に低下していることが示され、当院のケアにより1週間以内にBPSDが大きく軽減することが実証されました。この研究で、当院の医療・ケアがBPSDの軽減に大きな効果を示せたことは、実践の裏づけとなり、本書作成への大きな動機づけになりました。

コメディカル以外のスタッフも含めた多職種でのケアが大事

　身体拘束ゼロ実現にあたり、まずその土台となるデータを集めるべく、当院で行われている

図1　身体拘束ゼロの当院におけるケアの効果（NPI-QにおけるBPSDの変化）

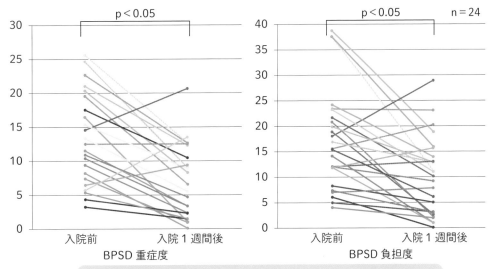

BPSDが1週間で重症度・負担度いずれも大きく低下

ウィルコクソンの順位和検定法

ケアを内容、時間、かかわったスタッフ数、職種など、いくつかの側面から分析することにしました。その結果わかったことは、注目すべきは患者にかかわっている「スタッフの職種」の多様さでした。看護師やリハビリ職、歯科衛生士といったコメディカル・スタッフに加え、相談員や医療事務員などの施設スタッフも、多くの時間、患者とかかわっていることが明らかになりました。彼らは治療やケアなどの行為は行えませんが、危険がないように見守ったり、一緒に軽作業をしたり、会話を楽しんだり、患者に安心感や居心地の良さを提供する上で大きな役割を担っています。

「身体拘束廃止なんかできない！」という多くの病院からは、身体拘束ゼロを実現するには人員数が少なく、職員の負担が大きすぎるという意見をよく聞きます。当院の病棟スタッフ数もけっして多いとは言えません。しかし、一人のスタッフ・一つの職種がすべての負担を抱え込まないように、職種間の垣根を越えて多くのスタッフが協力し合っています。これは、当院が身体拘束ゼロ宣言をした2001年から約20年の間に、自然とできあがってきた風土であると感じています。

身体拘束廃止への取り組みにおいては、けっして1人のスタッフや1つの職種がすべてを抱えてがんばるのではなく、その患者に携わるすべての職種が"ワンチーム"として、同じ方向を向き、ともに協力して取り組んでいくことが必須です。

せん妄の激しい状態は 3〜4日間

先の研究からさらに症例を増やした38名のうち約半数の18名は、過活動性せん妄あるいは混合性せん妄と呼ばれる、対応に大変苦慮するせん妄を伴っていました。このようなせん妄は、強い混乱や興奮状態を示し、暴言・暴力や治療・ケアへの激しい抵抗などもみられることから身体拘束につながりやすい大きな要因となります。当院では、こうした激しいせん妄を伴う患者に対しても身体拘束をすることなく、入院1週間後には落ち着くという大きな成果を上

図2 せん妄の有無による比較

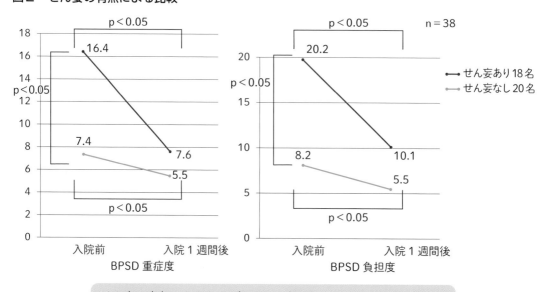

せん妄の有無にかかわらずBPSDが軽減していることが示された

ウィルコクソンの順位和検定法

図3　日数ごとの各項目の人数の変化

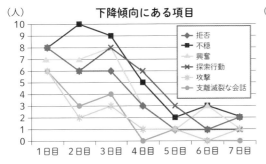

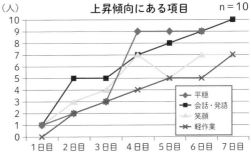

げています。

　図1の結果をせん妄の有無で2群に分けて図2に示しました。入院時には、せん妄あり群のほうがせん妄なし群よりも有意にBPSD重症度・負担度とも高値でした。しかし、せん妄があっても、1週間後にはBPSD重症度・負担度ともに大きく低減しました。せん妄なし群もBPSD重症度・負担度が1週間後には有意に低減しました。

　次に、この1週間の間、これらの患者にどのような症状・行動が見られるかを16項目に分類して細かく分析することにしました。過活動性せん妄が大きく改善した（NPI-Qの得点が重症度・負担度いずれも7点以上低下した）10名を対象に、各項目が1週間の日ごとに何人に出現したかをカウントしていきました。その結果を図3に示しました。

　注目すべきは、かかわりが難しくて大きな負担を要する状態は4日目を境に大きく減少したことです。拒否、不穏、興奮、探索行動、攻撃、支離滅裂な会話の6項目は、4日目を境に減少しました（下降傾向にある項目）。逆に、平穏、会話・発語、笑顔、軽作業の4項目は、4日目以降に多くなりました（上昇傾向にある項目）。

　つまり、適切な治療やケアができていれば、せん妄状態は4日で大きく改善します。せん妄状態の患者の様子は大変激しいものであり、ケアする側も強く動揺してしまうかもしれませんが、このような予後を念頭に置いて3日間頑張れば、必要以上に困惑することはないでしょう。どのようにかかわればよいかの具体的な方法については、Part2の各場面でのケア方法を参考にしてください。

まとめ

　身体拘束ゼロでも急性期から対応できること、過活動性せん妄があっても対応できること、入院直後の3日間をきちんとかかわると4日目からは落ち着いてくること、そして、そのためには全職種が協力し合うことの重要性を、研究の結果で示しました（図1〜3）。まさに、担当者の血と涙の結晶の研究成果であることが、ご理解いただけるでしょうか。

　本書は、こうした成果を裏づけとして、大誠会グループで行ってきた認知症医療・ケアの理念と技術をわかりやすく説明しています。最後まで読めば、認知症患者の身体拘束ゼロへの答えがきっと出るものと思います。

"過活動性せん妄" に身体拘束ゼロで対応する際の回復段階モデル

はじめに

入院患者の過活動性せん妄は身体拘束につながりやすいといえます。私たちの研究によると、激しいせん妄が1週間で改善に至るには4段階の過程があることが明らかになりました。

本稿では、過活動性せん妄回復段階モデル（Ⅰ 混乱期、Ⅱ うろうろ期、Ⅲ ふれあい期、Ⅳ 適応期の4段階）と、各段階の日数、様子、対応とアセスメントについて述べます。個人差はありますが、ケアや治療が適切に行われていれば、多くの場合は同じような過程をたどると思われます。

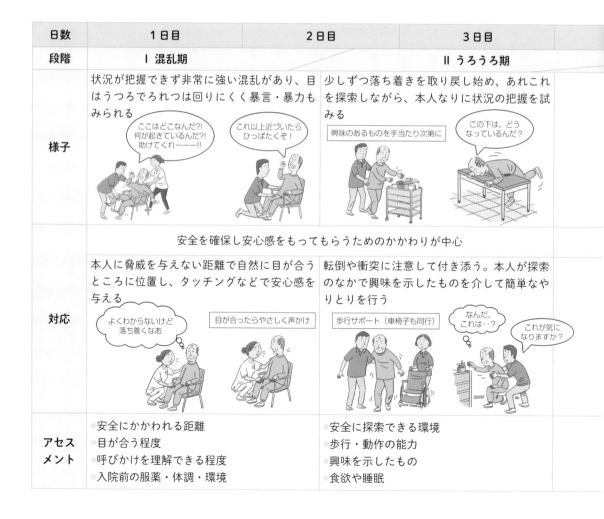

日数	1日目	2日目	3日目
段階	Ⅰ 混乱期		Ⅱ うろうろ期
様子	状況が把握できず非常に強い混乱があり、目はうつろでろれつは回りにくく暴言・暴力もみられる		少しずつ落ち着きを取り戻し始め、あれこれを探索しながら、本人なりに状況の把握を試みる
	安全を確保し安心感をもってもらうためのかかわりが中心		
対応	本人に脅威を与えない距離で自然に目が合うところに位置し、タッチングなどで安心感を与える		転倒や衝突に注意して付き添う。本人が探索のなかで興味を示したものを介して簡単なやりとりを行う
アセスメント	●安全にかかわれる距離 ●目が合う程度 ●呼びかけを理解できる程度 ●入院前の服薬・体調・環境		●安全に探索できる環境 ●歩行・動作の能力 ●興味を示したもの ●食欲や睡眠

全段階に共通する対応とアセスメント

共通する対応

　いずれの段階でも一貫して行われる共通の対応には、「環境調整」「服薬調整」「治療・ケアの工夫」「見守り・付き添い」の4つがあります。

　「環境調整」は、急な環境の変化による負担を減らし、できるだけ早くこの場に慣れてもらうために行うものです。

　「服薬調整」は、薬がせん妄の要因になっていることも多くあるため、こうした薬を中止・減量し、様子をみながら治療とのバランスを図っていくものです。

　「治療・ケアの工夫」は、本人への負担やリスクを極力減らせるように試行を繰り返し、ベストな方法を探していくものです。

　「見守り・付き添い」は、入院当初の不穏がみられる患者では付き添いが必須ですが、徐々に落ち着いてくれば多くのスタッフの目で見守るようにするということです。

共通するアセスメント

　一貫して行われる共通のアセスメントには、「ケア・治療の効果」「体調」「生活リズム」があります。体調や生活リズムはBPSDやせん妄の出現に大きく影響するため、こまめに確認する必要があります。また、それと同時に、目的としている治療の効果がきちんと現れているかどうかも確認し続ける必要があります。

4日目	5日目	6日目	7日目
III ふれあい期		IV 適応期	
表情はおだやかで、あいさつや会話ができるようになる。周囲にいる人に興味をもち始め、交流を図ろうとする 		環境に慣れ、笑顔も増える。お気に入りの人や場などができ、本人らしく過ごすことができるようになる 	
心地よく、本人らしく過ごしてもらうためのかかわりが中心			
温かい声かけや会話、リラックスできる場の提供や共同作業を通じて信頼関係の構築や居心地のよさを感じてもらう 		本人に適した作業などで役割を提供し、やってもらったことに感謝・称賛し、自己肯定感や意欲の向上を図る 	
●コミュニケーション ●認知機能障害の有無や程度 ●運動機能や能力の程度 ●生活史		●作業・役割の適切さ ●精神面の安定度 ●機能や能力発揮の程度 ●本人の望むこと	

過活動性せん妄回復段階別の特徴とその対応

Ⅰ 混乱期（1〜2日目）

1）混乱期の人の特徴・様子

　状況が把握できず、非常に強い混乱がみられます。目はうつろでろれつは回りにくく、暴言・暴力といった攻撃的になる場面も多くみられます。

2）混乱期の人への対応

　本人に不用意に近づいたり声をかけたりすると、暴言や暴力を誘発することにつながります。本人にとっては、激しい混乱のなかで突然目の前に現れた人物に何をされるかわからないという恐怖や脅威から、自分の身を守るために行っていること、と理解することが大事です。

　そのため、ケアする側も安全な距離を確保しつつ、本人に脅威を与えないように、こちらに何となく気づいたところで自然と近づき、ゆっくりとそばに寄ることがコツになります。大声を出して注意を向けさせる、声をかけ続けるといった行動は、かえって本人の混乱を強めてしまうため、本人からこちらに何かを発したときにそれに応じるというような、本人のペースに合わせる対応が非常に大切です。

　肩や背中をさする、手を握るなどのタッチングといった行動も、本人の興奮を鎮めて、落ち着いてもらううえで大変有効です。

Ⅱ うろうろ期（2〜4日目）

1）うろうろ期の人の特徴・様子

　少しずつ落ち着きを取り戻し始め、自分がおかれている環境や状況を把握しようと試み、周回や探索行動などが多くみられるようになります。

2）うろうろ期の人への対応

　気になるものを手当たり次第に触る、気になる場所まで歩いていこうとする様子がみられま

す。こうした行動は不意に始まるため、周囲に危険なものがないかを確認しておき、突然の立ち歩きに備えておかなくてはなりません。特に、この段階ではふらつきが多く、転倒・衝突などが起きやすいため、十分注意する必要があります。

　人に関心をもつ余裕はこの段階ではまだ少ないですが、本人が興味を示し手に取ったものに対して一緒に興味を示すことで、「ここにいる人たちは安全だ」という安心感につながり、次の「Ⅲ ふれあい期」での信頼関係の構築がスムーズになります。

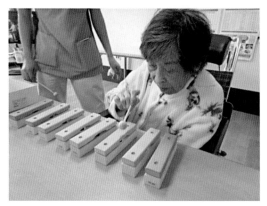

うろうろ期では、興味を示した木琴を一緒に叩いて、関係づくりのきっかけにする

Ⅲ ふれあい期（4〜6日目）

1）ふれあい期の人の特徴・様子

　表情が穏やかになり、こちらからの呼びかけや会話に落ち着いて応じることができるようになります。

2）ふれあい期の人への対応

　会話や交流を通じて信頼関係を構築していきます。また、本人がリラックスできる場や軽作業を提供し、穏やかに、充実した時間を過ごしてもらうことがポイントとなります。

　会話を通して、その理解度から認知機能などを評価できるようになります。また、これまで

の生活史を聞くことで、次の段階である「Ⅳ 適応期」における作業・役割提供のヒントを得ることができます。

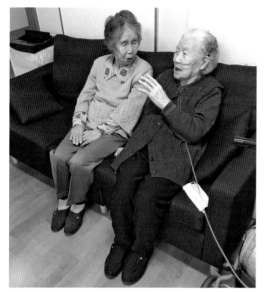

ふれあい期では、患者どうしの交流も、環境に慣れてもらうコツ

Ⅳ 適応期（6～7日目）

1）適応期の人の特徴・様子

親しくなった人や落ち着ける場ができるなど、環境に慣れて本人らしく過ごせるようになります。他者との会話や交流を楽しみ、笑顔も多くみられるようになります。

2）適応期の人への対応

この段階は、本人に適した作業や役割を提供することで、本人の意欲の向上を図っていくことが大切です。提供する作業や役割については、本人のこれまでやってきた趣味や仕事などを参考にして、負担や能力発揮の程度をみながら試行し、最も適したものをみつけていきます。

おわりに

入院直後の大変な時期を身体拘束ゼロで乗り切り、1週間で落ち着いた状態に改善させるアプローチが「せん妄回復段階モデル」です。

少しずつ、段階的にアプローチすることによって徐々にコミュニケーションを増やしていき、「人間らしさ」を取り戻してもらうようにします。「1週間、適切に対応すれば落ち着く」と先がみえていれば、身体拘束ゼロでも乗り切れるでしょう。

入院直後にBPSDとせん妄を判別するのは難しいですが、患者が興奮している場合はせん妄の合併を考え、せん妄の誘因となるような、体調（発熱・疼痛・掻痒・便秘など）・薬剤（抗コリン作用薬など）・環境などを調整して排除し、同時にこのモデルに沿って対応するとよいでしょう。

身体拘束ゼロに向けた 基本的な考え方と工夫

大誠会グループにおける認知症ケアは、パーソン・センタード・ケアの考えをベースとして、身体拘束をせずに、「脳活性化リハビリテーション5原則：快刺激、褒め合い、コミュニケーション、役割、エラーレス」(p.19)を実践するものです。パーソン・センタード・ケアの実践では、本人の声に耳を傾け、思いを推測しつつ要望を聞きます。その推測は正しいとは限らないという疑いをもちながら、本人と協働で模索していきます。身体拘束をしないというルールの下で、認知症のBPSD(behavioral and psychological symptoms of dementia：認知症の行動・心理症状)の予防・軽減と、活動量の維持・増加に同時にアプローチし、早期にBPSDを軽減し、さらにスタッフの負担も軽減し、本人に適した場所への退院を実現するものです。

これら一連のケアプロセスを「大誠会スタイル」と定義し、当グループ内の誰でも同様のかかわりができるように研鑽しています。

不安を取り除いて 居場所をつくる

かかわりの基本は、「不安にならない・安心して過ごせる環境づくり」です。そのためには、「その人が、今しようとしていることを、決して止めないこと（行動を制止しない）」「本人がやりたくないことを強要しないこと」が大切です。治療やリハビリテーション、ケアを行う際も、行う側の都合優先ではなく、認知症の人の状態や気分に合わせ、その人の意思を尊重する

ことが必要です。「私にとってあなたは大切な人」というメッセージを、相手がわかるように伝えます。

全職員が徹底することは、相手の立場に立って、「自分だったらどうしてほしいか」を考え、「自分がされて嫌なことはしない」という意識をもつことです。こうした対応がBPSDを予防[注]します。そして、常に誰かが見守っている安心感のある病棟にすることが大切です。「ここにいていいのです」「あなたがいてくれて嬉しい」と伝えるだけでも認知症の人は安心します。

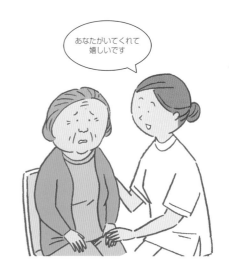

あなたがいてくれて
嬉しいです

注）BPSDの予防
暴言・暴力・叫声などの興奮性BPSDは、生じてしまうと治めるのが大変です。これらの多くには「きっかけ」や「予兆」があります。本人の嫌がることを言わない・しない、不満・憤慨などの予兆に気づいて早期に対処することで、興奮性BPSDを防ぐことが可能です。また、疼痛や便秘・発熱などの体調不良や、騒音などの環境因子がBPSDの原因となることもあります。こうした点への注意深い配慮が身体拘束ゼロに結びつきます。

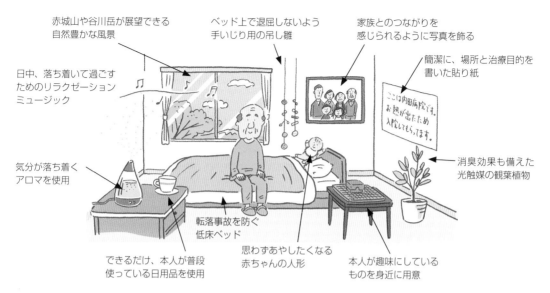

赤城山や谷川岳が展望できる
自然豊かな風景

ベッド上で退屈しないよう
手いじり用の吊し雛

家族とのつながりを
感じられるように写真を飾る

簡潔に、場所と治療目的を
書いた貼り紙

日中、落ち着いて過ごす
ためのリラクゼーション
ミュージック

ここは内田病院です。
お熱が出たため
入院してもらってます。

気分が落ち着く
アロマを使用

消臭効果も備えた
光触媒の観葉植物

できるだけ、本人が普段
使っている日用品を使用

転落事故を防ぐ
低床ベッド

思わずあやしたくなる
赤ちゃんの人形

本人が趣味にしている
ものを身近に用意

図1　身体拘束ゼロを実現する当院の病室風景

環境を整え、居場所をつくる

　私たちは「環境」をとても大切にしています（図1）。その「環境」とは、「①音」「②におい」「③温度・湿度」「④光」「⑤物や物の配置」、それから「⑥人」を指します。

　「①音」は、心地よいリラックスできるBGMを流します。不快な音（医療アラームの音や話し声、私語など）はできる限りなくなるように、職員間で気をつけていきます。

　「②におい」は、不快なにおいを除けるように努め、アロマを取り入れています。そして、快適な「③温度・湿度」を保てるようにします。

　「④光」を大切にするのは、日中、太陽の光が浴びられるように活動につなげ、夜はメラトニン分泌が増えてぐっすりと眠れるようにするためです。また、個々のベッドを照らすダウンライトは、夜間の排泄ケアの際に患者がまぶしすぎないよう、またスタッフのおむつ交換時に手元がわかりやすくするために、腹部を照らすように配置しています。

　「⑤物」は、各フロアのコンセプトに沿い、落ちつけるよう統一感のある色やデザインにな

るようにします。「物の配置」についても、何のために・誰のために置いてあるのか考えられるように、管理者が意識づけをしていきます。本人の使い慣れたものや大切なものを持ち込んで配置するのも、アットホームな雰囲気作りに有効です。

　「⑥人」も環境の一部です。私たちの立ち振る舞いや話す声の大きさなどにも注意を払うことが大切です。

　これらをまとめると、図1のようになります。個々の状況に合わせて、ここに示したさまざまなアイテムの中から選択して用います。

活動性に応じた離床センサーの活用

　ベッドからの転落の危険がある場合でも、ベッドの高さが低いものであれば衝撃も少なくすむため、超低床ベッドやを活用します。ベッドマットの下に設置することができ、患者が起き上がったらすぐに通報するセンサーも開発されています。離床センサーは、患者を制止するために使用するのではなく、何のために動いたかをまず確認するためのものです。離床時も「ベッドに戻そう」と思い込まず、離床した目的に合わせた支援をします。

特に行動したいことがなくベッドから離れたかった場合には、話をしながら散歩に出るなど、気分転換を図ります。離床センサーの活用の仕方で、「ベッドから降りるたび」ではなく、「廊下に出ようとしたときだけ」声をかけることもできます。病室の入り口など、ベッドサイド以外でも活用し、その人の活動性に応じた離床センサーの使い方をします。

身体的な苦痛の緩和

疾患や治療による苦痛から生じる症状を予測して、BPSDを予防することが必要です。また、長時間の臥床や車椅子に座ったまま動かないでいることで、身体的に苦痛が生じていることもあります。あなたが、病棟にある普通型車椅子に何時間も座り続けなければならないとしたらどうでしょう。どれだけ苦痛が生じるでしょうか？　そもそも車椅子は移動のための道具であり、長時間座るための道具ではありません。

治療をチームで話し合う

状態が回復してくると、酸素チューブや点滴などのルート類などをじゃまだと感じるようになります。そして、抜去できるまでに活動性が上がります。これを「元気が出てきた、いつもの通りになった」とポジティブにとらえ、多職種で治療について話し合います。その治療（酸素や点滴など）は本当に必要なのか、代替方法はないか、どのタイミングなら治療ができるかなどを、チームで検討していくことが大切です。治療は苦痛を伴うものが多いので、その苦痛を極力減らす工夫を皆で提案する姿勢が大切です。

わが国では、認知症だからと「本人の考え」を確認せずに医療者が治療を決めてしまう傾向があります。しかし、たとえ認知症であっても、本人に治療についてわかりやすく説明して同意してもらうことが基本です。そして「すぐ忘れる」ので、何度も丁寧かつ簡潔に、治療の必要性を説明しましょう。このような医療者の態度は、記憶障害をもつ患者に安心感を与え、BPSD予防にも役立つはずです。

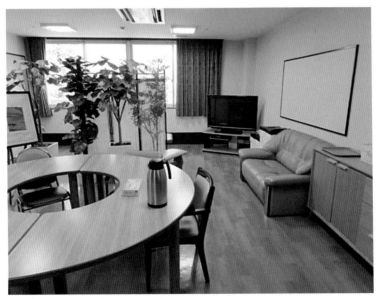

病棟の中にリビング風の居場所があります。観葉植物（脱臭機能つき）や絵画を配して雰囲気をやわらげています。

身体拘束ゼロ
実現のための
具体的テクニック

基本的なコミュニケーション方法と

コミュニケーションの
基本事項

【事前に知っておきたい情報やポイント】
●生活歴、習慣、好み、性格などの情報
収集
●言動や行動の理由を探るための観察や
コミュニケーション
●言葉選び、話す速さ、声の大きさに注
意を払う
●どのようなことに混乱、困惑しやすい
か
●体調の確認（例：睡眠、便秘、食事・
水分量、疼痛、発熱など）
【話かける際の配慮事項】
・認識してもらう
・目を合わせる
・許可を取る
・わかろうとする・共感する
・前方から話しかける
・笑顔で話す
・マスクはなるべく外す
・ゆっくり、わかりやすく
・適切な声量で話しかける

→上記は常に心がけてください。
すべてチェックできましたか？

意思疎通が図れる　**YES** → OK

NO

意識障害がある → 体調の確認
内服薬の影響の確認

1．耳が
聞こえる

難聴
チェック

→ 適切な声量でゆっくりわか
りやすく話す

→ どちらの耳のほうが聞こえ
るか確認

2．目が
見える

視覚
チェック

→ 見える位置、距離感、鼻と
鼻の高さを意識して笑顔で
声をかける

→ 認識してもらえる視力の程
度、距離感を把握
メガネの使用

3．話せる

発語
チェック

→ ①構音障害

→ ②運動性失語
（言葉が出にくい）

→ ③音声障害

4．わかる

言語理解
チェック

→ ①感覚性失語
（言葉を理解しにくい）

→ ②意味性認知症

5．精神面が
安定して
いる

→ ①拒否

→ ②うつ・アパシー
（反応が薄い、意欲低下）

右の1．〜5．の障害の有無を
順にチェックする

YES　　NO

試行・確認

ケアの工夫
：看護・介護に対して抵抗する場合

意識障害の診断・治療

短文、単語に区切る

聞こえる側より近づいて、やさしくゆっくり、低い声で話しかける

OK

短文、単語に区切る

OK

補助具の使用（集音器、補聴器）

OK

筆談、文字盤、手話、絵、ジェスチャーの使用

筆談、文字盤、絵、ジェスチャーの活用する

聴覚と触覚など他の感覚を利用して声をかける

ゆっくり話してもらう
簡単に答えられるように質問をする（選言質問、YES/NO質問）
言いたいことを書いてもらう（筆談）
ジェスチャー、手話、文字盤、コミュニケーションボードで伝えてもらう

人工喉頭など補声器の検討

・多職種でかかわり、反応のよさそうなものはすみやかに情報共有し、いろいろと試していく
・反応したものをもとにYES/NO質問で話を深めていく

簡単に理解できるよう短文でゆっくり伝える
非言語で意思疎通を図る
絵や文字を活用して指示を伝える
コミュニケーションボード（絵・文字）を活用する

何に不満があるか原因を考える

本人の気持ちを十分に汲みとったうえで感謝や称賛を伝える

【意欲を引き出す際のポイント】
・生活史や性格に配慮しているか
・距離感は適切か
・興味あるものを活用する
・体調の確認する
・介護者の違い（性差や年齢層の違い）
・１対１や集団での反応の違い
・話しやすい環境か
・気持ちを汲み安心できるような声かけか

コミュニケーションを取る前に注意すべきこと

なぜ基本事項を実践する必要があるのか

　認知症の人はさまざまな認知機能が障害されています。認知機能のほか身体（運動）機能や感覚機能なども大きく低下していることがあります。そのため、これらの状態を把握し、コミュニケーションを図っていくことが前提となります。

　認知症の人は、言葉だけでは通じにくくても、声の抑揚や大きさ、表情、ジェスチャー、雰囲気などを察知する能力は保たれています。こちらのかかわり方次第で相手の反応は変わるため、基本事項を念頭においたうえでかかわることが重要です。

アセスメントの難しさ

　コミュニケーションの評価は主観的要素が大きいため、アセスメントすることや多職種との情報共有が難しいものです。このことを知るためには、他者とのかかわりの様子を動画撮影し、情報共有やスタッフ教育などに活用してもよいでしょう。細かな情報をすみやかに多職種等と共有しあうことで、個別性に合わせた認知症の人とのコミュニケーションが早期からスムーズになります。

コミュニケーションの大切な心構え

- ほぼ寝たきりで重度なコミュニケーション障害を持つ人にも、まずは話しかける。表情やしぐさ、視線などから気持ちや伝えたいことがわかることもある。
- 目を合わせ、訴えに耳を傾け、タッチングなども使いながら思いを真摯に聞く（図1）。
- コミュニケーションが図れない様子やなかなか同意が得られない場合であっても、1回であきらめず、時には一度その場を離れ、時間をおいて話しかけるなどトライし続ける。

図1　コミュニケーションの良い例と悪い例

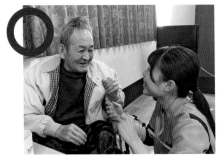
正面から向き合い、視線を合わせて話す

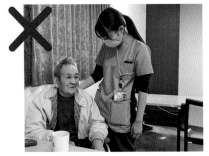
後ろに立って視線を合わせないのはダメ

パーソン・センタード・ケアと脳活性化リハビリテーション5原則に基づいた具体的なコミュニケーションやケア方法

- 楽しく会話をする（スタッフやほかの患者と）。
- 何度も同じ話をしても聞く姿勢。相手の話をしっかり聞く。相づちを打つ。
- 相手の話の内容を共感的に受けとめ、否定しない。

脳活性化リハビリテーション5原則

1. 快刺激で笑顔になる
2. 褒め合うことでやる気が出る
3. コミュニケーションで安心する
4. 役割を演じることで生きがいが生まれる
5. 誤りを避ける学習で正しい方法を習得する

- 視線を合わせ、笑顔で接する。敬意をもって丁寧に接する。
- 相手にこちらの存在を認識してもらってから話す。
- 許可を取ってから行動する（例「これから○○しますが、いいですか？」）。
- 共感する、相手の意図や感情をわかろうとする。
- 触れる、さする、タッチング（必要以上に触れたり、馴れ馴れしくしない）など、非言語的なかかわりを合わせて行うことで、安心につながる。
- 本人がわかる言葉、方法（身振り手振りなど含め）、スピードで説明する。
- 好きなほうを選んでもらう。自分がどうしたいか自分で決めてもらう。自己決定を支援することで、モチベーションが上がる。
- エラーにつながりやすい行動を予測し、失敗とならないようにサポートする。
- 身だしなみや、できたことを褒める。
- 仕事に類似した活動や、生活歴に即した活動を提供する。役割・日課の提供を心がける。
- 明るく楽しい雰囲気、語尾を上げて、ポジティブな声かけをする。
- お礼を言う、感謝を述べる。
- 好きな活動ができる。

基本事項を踏まえて話しかけても、コミュニケーションがうまく取れない場合

- 「1．耳が聞こえる」「2．目が見える」「3．話せる」「4．わかる」「5．精神面が安定している」をアセスメントします。

1．耳が聞こえる（難聴チェック）

■YES（聴力障害がない）

適切な声量で、やさしくゆっくりわかりやすく話しかけます。それでも困難な場合は短文にしたり、単語に区切ったりしてみます。

■NO（聴力障害がある）

どちらの耳のほうが聞こえるか確認し、聞こえる側よりやさしくゆっくり低い声で話しかけてみます。大声で話しかけると相手に恐怖感を与えるので、その人に適した声量を考えて話しかけることが大切です。それでも困難な場合は短文にしたり、単語に区切ったりしてみます。

図２ 集音器、補聴器	図３ 文字盤	図４ コミュニケーションボード
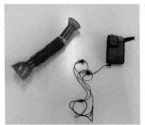	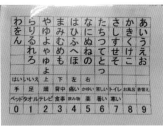	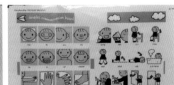

聞こえていないようであれば補助具を使用します［集音器や補聴器など（図２）］。それでも困難な場合は、筆談や文字盤（図３）、コミュニケーションボード（図４）、手話、絵、ジェスチャーなどを試みます。

２．目が見える（視覚チェック）

■YES（視覚障害がない）

鼻と鼻の高さを意識して前方より笑顔で話しかけます。困難な場合は、筆談や文字盤、絵、ジェスチャーを活用します。

■NO（視覚障害がある）

認識してもらえる視力の程度、距離感を把握する。聴覚・触覚・嗅覚を利用して声をかけます［例：やさしくゆっくり（時には短文で）声をかけながら手を添えて確認させ、安心できるように対応する］。

３．話せる（発語チェック）

■NO（構音障害、運動性失語、音声障害）

● ゆっくり話してもらう。
● 簡潔に答えられるように質問する［YES/NO質問、選言質問（「●●と○○どちらがいい？」というような答を選んでもらうような質問）］。
● 本人の表情や口の動き、ジェスチャーから読み取る。
● 言いたいことを絵に書いてもらう。
● それでも困難な場合は、コミュニケーションボードや文字盤を試す。それでも困難な場合（音声障害）は、人工喉頭などの補声器を検討する。

４．わかる（言語理解）

■NO（感覚性失語）

● 言語理解が困難なことを意識して、短文でゆっくり伝える。
● 質問する場合は、簡潔に答えられるようYES/NO質問や選言質問を試みる。
● こちらの伝えたいことを表情やジェスチャーなどで示し、非言語でのコミュニケーションを試みる。
● 絵や文字などを活用して理解してもらう。

■NO（意味性認知症）

　意味性認知症は、認知症全体の数％を占めますが、しばしばアルツハイマー型認知症と誤診されます。

　意味性認知症では、言葉や物の意味がわからなくなること（語義失語）が主症状です。「あれ」「その」ばかりで物の名前が出なくなったり、物の名前を言われても理解することができません。しかし、名称がわからなくても使い方は理解しているため、症状の特徴を見抜いて対応することが大切です。

5．精神面が安定している

■NO（拒否）

　何が不満なのか原因を考えます。相手が落ち着くまで傾聴しながら話を聞きます。一定の距離をとり（近づきすぎない）、タイミングをみて声かけを行います。気持ちを汲み取り、傾聴します。

　それでもうまくいかない場合は、あえて同意を求めないことも工夫の一つです。例えば、離床に拒否がある場合、「起きますね」などと言いながら離床させることで、徐々に拒否がなくなることも多いです。

　それでも困難な場合、もともとの性格、気分、信頼関係、体調を確認します。

　また、いったんその場を離れ、タイミングをみて再度声をかけることも有効です。

　基本的に信頼関係を構築することが前提となります［例：バリデーション（共感と理解から信頼関係を築く技法。ミラーリング（相手の行動を映す鏡のように相手と同じく行動する）など。心地よいと感じられるかかわりをする］。

■NO（うつ・アパシー）

　意欲を引き出せるよう、興味のあるものや生活史に配慮して声かけをします。本人にとっての快刺激を探ってきっかけをつくります。共感する、温かい声かけを行います。本人の気持ちを十分汲み取ったうえで、感謝や称賛を伝えます。

■拒否・うつ・アパシー共通のかかわり方

- 生活史や性格、パーソナルスペース（距離感）に配慮する。
- 興味のある話題などを活用する。
- 体調を確認する。
- 介護者の違いでの差をみる（性差、年齢層など）。
- １対１、集団での反応の違いをみる。
- 話しやすい環境を整える。
- 気持ちを汲み取り、安心できるような声かけをする。

コミュニケーションのポイント・テクニック

- ケアの原則は『されて嫌なことはしない』『どうして欲しいかをきく』、時間をずらして何度か声をかける、その人が望んでいる時間（タイミング）を考える。

- コミュニケーションやケアがうまくいかない場合は、以下の視点で原因を考える。
① 痛い、寒い、つらいなど苦痛（体調が優れない）→体調をチェック。
② 眠い、動きたくない（寝ているのがいちばん楽でいい）→意識障害の有無をチェック。
③ 恐怖心や羞恥心、性格（人見知り）→生活歴や性格、趣味などを知ったうえで気持ちを汲み取りながら、できるだけ楽しいと思えるような声かけをする。話しかける際の環境や雰囲気、声のトーンや抑揚に配慮する。ポジティブな雰囲気で話しかけるとうまくいくことが多い。
④ ケアの必要性を感じていない（身体によくないことととらえている）、理解ができていない→これからやることをジェスチャーや、短文でわかりやすく説明（前方から、目を合わせ、タッチングなど）する。
- 行動や言動について逆転の発想（プラスにとらえる）をする。できる能力に着目し、できるだけ大袈裟すぎない程度に褒める・感謝する（大袈裟すぎると馬鹿にされたと思われてしまうことがあるので要注意）。

声かけや対応のポイント

- 「なにかしたいことはありますか？」と聞く→自分から提案できない人にはいくつか提示して選択してもらう（例：「お風呂の後にアイスを食べましょうか、それともビールを飲みましょうか？」）
- 拒否的な人やアパシーの人には、気持ちを十分に汲み取ったうえで「〜に来ましたよ」「〜しましょう」などと声をかける。
- 難しいと感じさせない、失敗したと感じさせないように配慮する。
- 性差の違いでの反応の差をみる。時には対応する専門職の変更も行う。
- 専門職の性別や世代を変えて対応してみる。
- リハ介入時間は、（医学的）管理の状態や生活リズム、気分など、本人の状態に応じて柔軟に対応する。他職種と相談して介入できるタイミングを図る。
- 生活歴のなかから楽しみ（快刺激）を取り入れつつ、笑顔で接し、共感しながら信頼関係の構築を図っていく。
- 気持ちを汲み取り、配慮しながら話を進めると信頼関係を構築しやすい。2〜3分話しても拒否が続く場合は、一度離れるほうがよいこともある。その後、しばらくして何度か声をかけてみる。
- 生活歴に配慮して言葉の選択や距離感を図る。例えば教師など、指導する職業に携わっていた人の場合は、ケアする側が"教えてもらう立場"として接するとコミュニケーションが得られやすい。
- 日本人のなかにはタッチングを好まない方もいるので、その人その人の反応を確認しながら対応する。
- 理解され、気持ちが動くような言葉や接し方を心がける。言葉一つで気持ちや身体の動きが全く異なる（例：「リハビリに行きましょう」→理解されにくい、「お手伝いをお願いしたいのですが一緒にいいですか？」→同意を得やすい）。

［コラム］脳活性化リハビリテーション5原則とリハの工夫

　認知症のある方には、脳活性化リハビリテーション5原則（快刺激、褒め合う、コミュニケーション、エラーレス、役割）に基づいて、リハビリにおけるかかわり方を工夫しています。
　具体的には、以下のようなことです。
①初期にコミュニケーション面を細かくアセスメントし、興奮や不安を落ち着かせ、安心できるようにかかわる
②同時に、本人が楽しいと思えるようなことを探る
③できたことや、持ちうる能力はプラスに捉え、すぐに褒める
④失敗を防ぐかかわりや成功体験の積み重ねでやる気を高める
⑤役割活動へとつなげる
　リハビリの時間だけ対応できればよいのではなく、24時間の生活の中で継続して対応できることが望ましいといえます。そのため、効果のあった対応法については、リハビリスタッフだけにとどめるのではなく、多職種でその対応方法を共有するようにしています。
　身体拘束せずに認知症患者の生活を支えていくため、言語聴覚士や歯科衛生士もトイレ介助を行い、時には事務職員でも患者の言葉を傾聴するなど、専門性を越えて全職員で協力しています。
　また、フロア内でリハビリを行うことも多いため、さまざまなアクティビティや娯楽・生活用品などを、病棟内の手の取りやすいところに常時置いてあります。
　そして、個別性に対応できるよう、本人の調子に合わせて柔軟に介入時間を調整できるよう、マグネットボードでスケジュールを管理・見える化し、より効果的なリハビリの提供に努めています。
　「モーニングリハ」「イブニングリハ」に加え、認知症の方の行動に合わせて突発的に介入が必要な「Point of Careリハビリ」も、より効果的なリハビリを提供するうえで重要であり、フロア内でリハビリを実施していると効率的な介入の実現が可能です。
　また、時には畑で野菜を採ったり、動物や子どもたちと交流したりと、本人の能力が最大限に引き出せるように、場所や手段をさまざまに工夫しています。その人らしく穏やかに安心して生活できるように、スタッフ自身も人と人とのかかわり合いを楽しんでいます。笑顔を引き出せた際の喜びを感じながら、認知症ケア・リハビリを行っています。

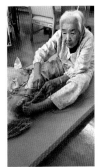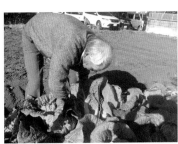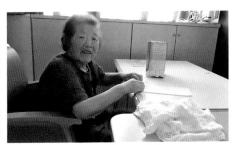

生活史をもとに何に興味を示すかアセスメントしながら能力の引き出しへ

点滴・チューブ等の挿入時の工夫

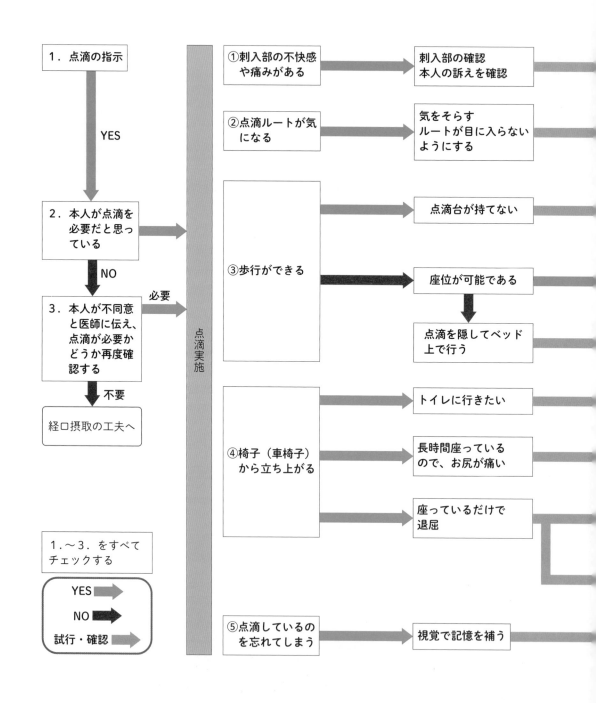

1．点滴の指示		①刺入部の不快感や痛みがある	→	刺入部の確認 本人の訴えを確認

YES

②点滴ルートが気になる → 気をそらす ルートが目に入らないようにする

2．本人が点滴を必要だと思っている

NO

③歩行ができる → 点滴台が持てない

座位が可能である

点滴を隠してベッド上で行う

3．本人が不同意と医師に伝え、点滴が必要かどうか再度確認する

必要

点滴実施

不要

経口摂取の工夫へ

④椅子（車椅子）から立ち上がる → トイレに行きたい

長時間座っているので、お尻が痛い

座っているだけで退屈

1.～3.をすべてチェックする

YES ➡
NO ➡
試行・確認 ➡

⑤点滴しているのを忘れてしまう → 視覚で記憶を補う

身体拘束ゼロで点滴できる！

➡**工夫**は次ページを参照

持続点滴しやすい場所に刺し直す

経鼻チューブは14Fr以下の、できるだけ細いものを選択する

固定方法を工夫する

触り心地のよいリボンや毛糸、鈴を天井から吊す（➡**工夫**Ⓐ）

カーテンの裏側など視界の外に点滴台を置く

点滴ルートは袖や裾の中に隠す

包帯などで留置部を隠す（➡**工夫**Ⓑ）

半固形状流動食を短時間で注入する

Tシャツにポケットを縫い付け、底を開いて点滴を背負ってもらう。点滴針は下肢に留置する（➡**工夫**Ⓒ）

車椅子に乗り、目の届く場所で見守りながら行う

首の後ろからルートを出し、点滴台を背中側に置く

車椅子と点滴台を固定する器具を使用する（➡**工夫**Ⓔ）

超低床ベッド（➡**工夫**Ⓓ）

点滴ルートが気になる場合の工夫（ⒶⒷ）も参照する

トイレに案内する

クッションを敷けば落ち着けることもある。座り心地のよい、痛くならない椅子やクッションを用意する（➡**工夫**Ⓕ）

ぬくもりのある木のおもちゃ／はた織り機／人形（➡**工夫**Ⓖ）

本人の好む活動を提供／紙でタバコをつくる（➡**工夫**Ⓗ）

「点滴中」「〇〇の治療中です」などメモや貼り紙をする、固定するテープに書く（➡**工夫**Ⓘ）

気をそらす工夫・心地よいアクティビティの実際の工夫

A 目の前にリボンや毛糸を下げて、そちらに注意を向けてもらう

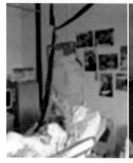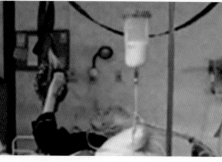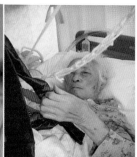

B じゃまにならないように、刺入部を包帯などで隠す

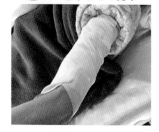

C 自由に歩けるように点滴を背負ってもらう

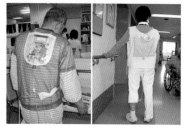

D 超低床ベッドで転落時の衝撃が軽減する

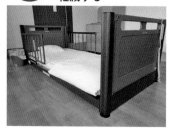

E 点滴台と車椅子を固定できる器具を使う

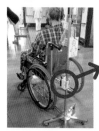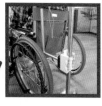

F 座布団を敷くと、座り心地がよくなる

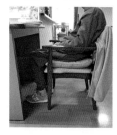

G ぬくもりのある木のおもちゃやはた織り機、赤ちゃんの人形などで、点滴やチューブなどから気をそらしてもらう

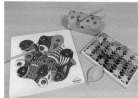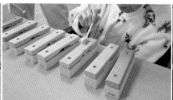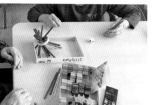

触れてみたくなるようなカラフルな木のおもちゃ

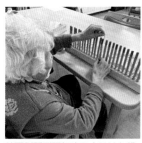
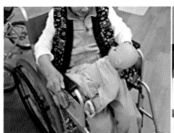

前頭側頭型認知症の人ははた織り機や組みひもなどに、比較的長時間取り組むことができる

人形とふれあうことで、子守や役割を演じて落ち着くこともある

 H 好きな行動を行う

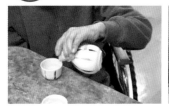
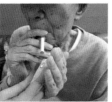
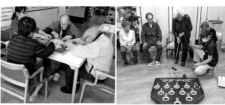

おちょことっくりで晩酌気分を味わってもらう

紙でつくったタバコを楽しみ、落ち着いてもらう

マージャンやパターゴルフを楽しむ

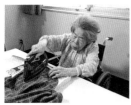
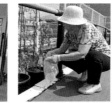

生活のなかにあった活動（アイロンがけ、拭き掃除）をリハビリとして行う。「できる」という自信がつき人に感謝されることで喜びが生まれる

生活のなかにあった活動を取り入れる（ガーデニング、野菜の収穫など）

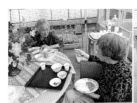
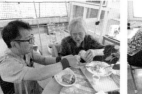
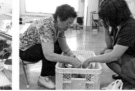

屋外でのピクニックを楽しみ、他者との交流が生まれる。会話もはずみ、笑顔も増える

職員と一緒に野菜の袋詰めやガーデニングを行ってもらうことで、能力を発揮し活気を増やしてもらう

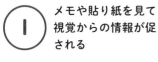 **I** メモや貼り紙を見て視覚からの情報が促される

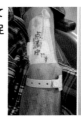

職員からの応援メッセージでやる気がアップ

点滴実施時にまず理解すること

点滴は、認知症の人には大きな負担になるという認識をしっかりもつことが大切です。そのため、不必要な点滴はしません。点滴が必要な場合は、極力負担を減らすように努めます。負担をかけないためには、点滴を実施する期間を必要最低限にするように、体調をよく観察し、医師に申し出て早期に抜去し、経口薬と経口摂取を促します。点滴の主たる目的は水分補給であり、カロリー補給にはあまり役立たないことを理解します。例えば、5％ブドウ糖液500mLの点滴は100kcalにすぎません。牛乳1パック（150mL）のほうがカロリーが高いです。

点滴実施時の工夫

「①刺入部の不快感・痛みがある」場合のケアの工夫

本人の訴え、さらに刺入部を確認し、必要であれば刺し替えることも必要です。その際は、動かしても痛くないように、持続点滴のしやすい部位に刺し直します。下肢に血管確保し、接続チューブでラインを延長し、点滴ルートを隠す工夫をします。点滴台は本人の目のつかない場所に置きます。

また、チューブ固定のために貼付したテープが不快ではないか確認することも大切です。テープの粘着剤によるかゆみ、皮膚の引きつれ、違和感などをできるだけ軽減できるテープを選択して使用します。

不快感を軽減できるテープの例

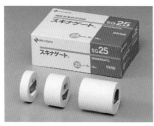
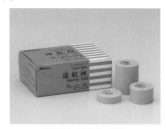
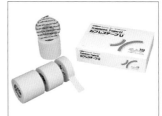

スキナゲート™　　　　優肌絆®不織布（肌）　　　カブレステープU
（ニチバン株式会社）　　（株式会社ニトムズ）　　　（株式会社共和）

■経鼻チューブの選択と固定方法

経鼻チューブは、14Fr以下のできるだけ細いものを選択します。しかし、チューブが細いことで、薬剤の注入時に詰まってしまわないかという心配があるでしょう。その場合は、簡易懸濁法ができるものか、できなければ代わりの薬剤はないかを常に医師や薬剤師と話し合って進めていきます。

経管栄養の形態や注入時間についても、医師、栄養士を含め、チームで話し合って進めていくことが必要です。比較的カロリーの高い半固形流動食を選べば、付き添っている間の短時間で注入できます。

経鼻チューブは患者の苦痛をできるだけ軽減し、かつ抜けないような固定法を工夫します。

チューブの固定方法の例

経鼻チューブの固定法

【ポイント①】
テープは角を丸く切るとはがれにくい。

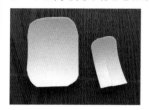

【ポイント②】
頬のテープはオメガ（Ω）留めを行う（テープがチューブを1周するため、密着し、引っ張られにくくするほか、皮膚をテープで圧迫することなく固定できる）。

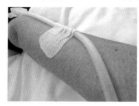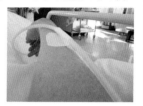

普通に貼ると皮膚が引っ張られてしまう。

オメガ留め

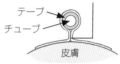

ここに"あそび"をつくることで、チューブの動きを吸収する

【ポイント③】
チューブと鼻・頬の間に指が入らないような固定の工夫（テープの間を狭くする）。

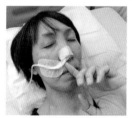

【ポイント④】
皮膚が弱い場合は鼻の下に固定すると、尾翼の皮膚損傷を防ぐことができる。

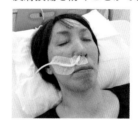

【ポイント⑤】
ルートは患者が触れないよう、見えない後ろ側に置く。

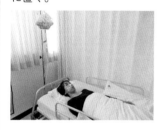

【ポイント⑥】
皮膚にフィルムドレッシング材を貼付しその上にチューブを固定すると、鼻にかかる刺激がやわらぐ。

胃瘻チューブの固定方法

チューブ式ではなくボタン式にして、腹巻や下着、ズボンなどで隠すと自己抜去率が低くなる。また、人形を置くなど、患者の注意がチューブに向かないように工夫する。

●チューブ式　→　ボタン式へ変更

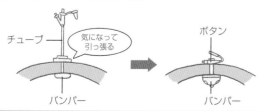

●腹帯や腹巻き、下着などで隠す

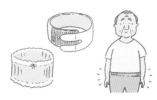

経鼻チューブから栄養剤までのルートを後方に回すなど、本人の目に触れないようにします。また、高齢者は皮膚が脆弱であり、特に認知症の人は皮膚の変化を自分で訴えられないため、チューブの圧迫による発赤や潰瘍など、皮膚トラブルの発生を予防するケアも重要です。チューブの固定方法の例をp.29に示します。

「②点滴ルートが気になる」場合の工夫

気をそらす工夫として、その人の好きなものやお気に入りのものを知ったうえで配置します。目の前や手の届く位置に触り心地のよいリボンや毛糸などを置きます（**工夫Ⓐ**）。リボンなどはリネンと同じ日に交換する、使い捨て材料を使用するなどで衛生を保つようにします。

刺入部は包帯などで隠したり（**工夫Ⓑ**）、延長チューブで長くとったルートはじゃまにならないように袖の中を通し、ルートや点滴台は本人の視界に入らないような場所に置きます。さらに、普段の生活のなかに当たり前にある、鏡を見て髪をとかすなどのアクティビティで気分が紛れるようにすることも大切です。

■座位での点滴の場合

座位では点滴ラインを、例えば下肢など見えないところに留置します。下肢に点滴針を留置し、点滴ラインをズボンの中に沿わせて腹部のゴムのところから外に出します。

座っている状態で点滴をしながら、両手は本人の好きなものをいじったり、リハビリテーションの道具［カラフルな木のおもちゃ、おもちゃのはた織り機など（**工夫Ⓖ**）］を使ってもらうなど、点滴の時間をほかに意識が向く時間に変えます。点滴台は本人の背中側に置いて見えないようにします。

上肢への点滴の場合も、点滴ラインが患者から見えないよう洋服の中を通して首から外に出すようにし、点滴台は患者の後ろに置くようにします。

■臥位での点滴の場合

ベッド上で点滴をする際にも点滴ラインを長めにとり、動いてもすぐに抜けないようラインに余裕をもたせます。また、点滴を挿入している腕と反対のほうに点滴台を置くのではなく、できるだけ本人の視野の範囲外に点滴台を置くとよいでしょう。この場合にも、首のほうからラインを出して、頭側に点滴台を置くようにします。

また、点滴以外に注意が向くように、天井から下げた紐やリボン、キラキラ光る飾りなどに触るなどで楽しんでもらい、患者の気が紛れるようにします（**工夫Ⓐ**）。

「③歩行ができる」かどうか
■歩行ができる場合

歩行状態は良好であるが点滴台が持てない場合は、Tシャツの背面にポケットを縫い付け、底を開いて点滴を背負ってもらい、点滴針は下肢に留置するとよいでしょう（**工夫Ⓒ**、**体験**参照）。

　高熱がある肺炎の認知症の人が、38℃を超える熱があるにもかかわらずベッドに横になることもできず、そわそわと病棟内を歩き回ることがあった。熱のために食事を食べることもできなくなっているのだが、不穏のため、入院しても病棟でうろうろしていた。

　そこで、「点滴しながら歩けるようにする」という方法をとった。それは、下肢に点滴を行い、座ったり歩いたりしても、落下差によって点滴が滴下するようにし、看護師が点滴台を後ろから運んだところ、「知らない女が、1日中オレをつけ回す！なんだ、これは！」と怒ってしまった。丸1日看護師1人を見守りにつけたのだが、これは失敗であった。

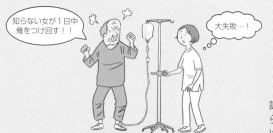

認知症の人にとっては「白衣の天使」も「知らない人」で、後ろから見守っていても「つけ回されている」になってしまう

　しかし、BPSDの対応は、失敗しても再びトライすることが大切である。

　少し乱暴かと思ったが、仕方なくガムテープで点滴バッグを背中に固定し、自由に病棟内を歩いてもらうことにした。すると、信じられないことに、500mLの点滴をすべて投与できた。そこで、次にはもっと看護の工夫を施し、100円ショップでTシャツを購入し、点滴ベストを作成した。2日間このベストを着用してもらい、500mLの点滴を無事に投与することができた。

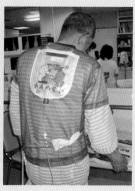

100円ショップで購入したTシャツにポケットを縫い付け、底を開いて点滴の刺入部を外に出した。点滴針は下肢に留置されている。自由に歩き、リラックスした様子で新聞を読んでいる

■歩行ができない場合

　歩行ができなくて座位保持が可能な場合は、車椅子を使用してもらい、スタッフの目の届く場所で見守りながら点滴を行います。その際も、点滴ルートは首の後ろから出し、点滴台を背中側に置きます。点滴台と車椅子をワンタッチで固定できる道具（"カチャっと君every"など）を使用すると（**工夫Ⓔ**）、患者に負担をかけずに自由に移動できます。

また、歩行ができず座位保持もできない場合や、ベッド上で休みながら行う必要がある場合には、「点滴ルートが気になる場合の工夫」の項に挙げた工夫を参考にします。転落の危険性がある場合は、超低床ベッドを活用し、患者への衝撃を防ぎます（**工夫Ⓓ**）。

「④椅子（車椅子）から立ち上がる」場合

　椅子（車椅子）から立ち上がる場合は、さまざまな要因があることを推測します。

　「トイレに行きたい」は、本人に聞きます。答えられないようなら、排泄日誌で排泄パターンを把握するなど、客観的な根拠にもとづいてケアを行います。

　「長時間座っているので、お尻が痛い」と推測されれば、クッションや座布団で座り心地をよくします（**工夫Ⓕ**）。車椅子は移動するための道具であり、長時間座るものではありません。ソファや背もたれ、肘掛けのある座り心地のよい椅子を使います。

　「座っているだけで退屈」と推測された場合は、点滴の時間を使い、本人の好きなものを周囲に置いたり（**工夫Ⓗ**）、カラフルな木のおもちゃや人形などを活用しながら作業療法をしたり（**工夫Ⓖ**）、他に集中できるようにします。

「⑤点滴しているのを忘れてしまう」場合の工夫

　視覚で記憶を補うケアが必要です。認知症の初期や混乱期ではない場合は、点滴が何なのか、なぜ必要なのかを示すことでスムーズに治療を受けることができます。実際に点滴をしていることを常に理解できるように、視覚からの情報を活用します。患者の目のつくところに「○○のため入院しました」「点滴中です」「元気になるための点滴です」などと書いたメモを貼ると有効です（**工夫Ⓘ**）。

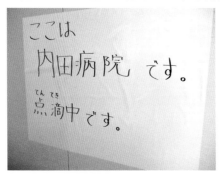

　正しいことを伝えることはよいのですが、本人の思い込みを必ずしも修正する必要はありません。「さっきも同じことを言ったでしょう」「さっきなんて言いましたか？」「点滴をしていると何度言えばわかるのですか」などとは言わずに、「大丈夫ですよ」「今は点滴しているのですよ」などと安心してもらうことが必要です。しかし、繰り返し同じことを言っているとスタッフも疲れてしまうため、p.26〜27で紹介した「気をそらす工夫」も参考にしてください。

　患者のペースに合わせたケアができるよう、フロア内でいつでも使えるようにグッズを揃えておくと、スタッフも介入がしやすいです。

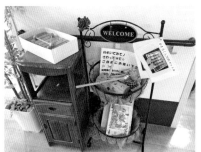

カラフルな木のおもちゃは、誰でも手に取り
やすいようにリビングに置いてある

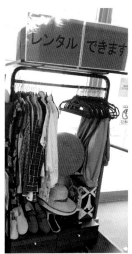

衣類の貸し出しておしゃれを楽しむ

［コラム］多職種連携の場合の見守りの工夫

　椅子や座り心地のよい車椅子に座り、スタッフの目の届く場所で見守りながら点滴を実施する。常時の見守りは必ずしも必要ではない。ほかの仕事をしながら患者のそばにいれば十分である。そばにいるだけでチューブ抜去などの事故も未然に防げる。

　また、多職種連携では、看護師、介護士、リハビリテーションスタッフ、相談員などの各職種がフロアに配属されることで連携もしやすくなり、患者側は多くのスタッフに見守られる安心感が得られる。

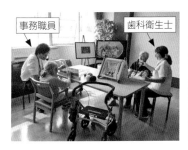

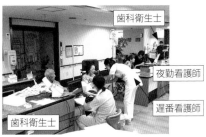

水分・食事摂取時の工夫

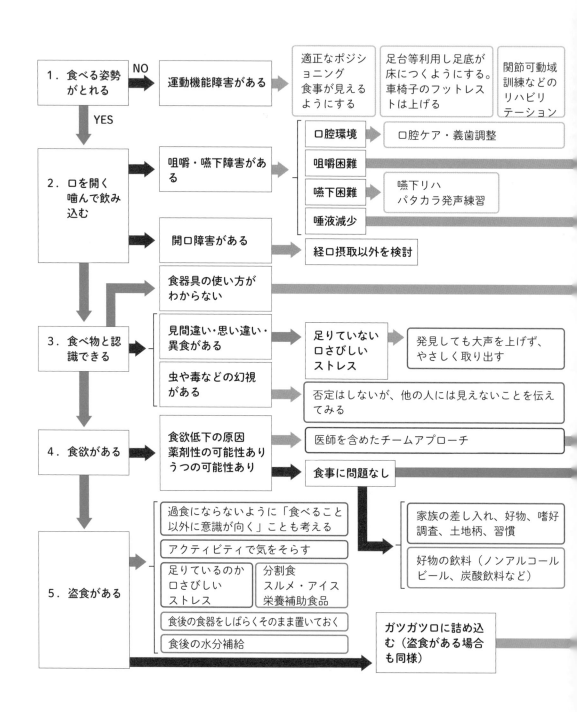

工夫しだいで口から食べられる！

食器具の柄を太くする、本人が認識できる色や好きな色、素材を考える

おにぎりやサンドイッチなど手づかみでも食べられるようにする

スルメイカを噛む練習、好きな味のガムをガーゼに包み噛む練習

高カロリー流動食ソフト食などの食事内容を検討

唾液腺マッサージ薬剤チェック（抗コリン薬）、保湿剤

綿棒やガーゼにジュースを湿らせアイスマッサージ

1.〜5. を順にチェックする
YES ➡ NO ➡
試行・確認 ➡

リハ　環境　医療
食器具・盛りつけ

食べ物をすくったスプーンを見せる、下唇に触れる、唇をなめてもらう

本人の手に介助者の手を添えて、食べ物を口へ運ぶ動作を支援する

丼やワンプレートに盛り付ける

利き手に食器具（箸、スプーン）、もう一方の手に食器を持つことを支援する

色付きの茶碗にお米を盛るなどで視覚的な認識ができるようにする

瀬戸物茶碗・なじみの茶碗を使う

摂取した物によって生命の危険があるため、物品類の保管に注意する。口に入れても大丈夫なものを手元に置く

朝ごはん（昼・夕）であることを伝える、手を洗う、テーブルを拭く、お茶を入れるなどの説明をする、食事の準備を一緒にする

幻視は病気のためと説明

何がいつ見えるのか観察

盛り付けし直す

家族の手作り弁当と言い、弁当箱に盛り付ける

時間をずらす

ドネペジル等中止、抗うつ薬［SSRI（セルトラリン）］検討する

集中できる環境整備

食卓を囲む仲間関係

良好な人間関係の構築

お楽しみ食（ゼリー、プリン、キャンディ、ボーロ、わたがしなど）

調理実習（自分で作れば食べる？）

カーテンや個室で対応

なじみの場所・顔

食べるペースが同じくらいの人と食べる

生活史を知る、他者との関係、家族との関係、社会的背景

ティースプーンにする、小鉢で提供、一品ずつの提供など工夫を考える

「食べない」といってもさまざまな要因が考えられ、必ずしも消化器症状とは限りません。「食べない」理由としては、食べ物の認知がうまくできない、味覚や嗅覚が低下して美味しく食べられない、ドネペジルなどの薬剤が原因で胃腸障害を生じて食欲がない、食事に集中できない、唾液分泌の低下、咀嚼・嚥下機能の低下で時間がかかって食べきれない、拒絶、などが考えられます。

しかし、食欲がない、食べないから点滴をするという対応は避けたいものです。認知症の人の場合は、行動に合わせて安全に食事を提供する工夫が大切です。疾患の進行、体力や栄養状態の変化によって、認知症の人が安心して食事ができる環境を整えることと、誤嚥や窒息のリスク管理を踏まえて、食べる力を支援していく必要があります。本人の意思表示能力が低下している場合は、意思決定支援などの配慮が必要です。

認知症の病態のみならず、その人の人となりや生活歴、食歴をとらえた視点から、食事のケアを行うことが大切です。

「1. 食べる姿勢がとれる」がNOの場合

運動機能障害がある場合の工夫

運動機能障害がある場合は、専門職によるアセスメントを全職種で共有し、その人のできることとできないことを見きわめて支援していきます。常に適正なポジショニングを保ち、食事がしっかりと見えるようにします。

車椅子は椅子ではなくあくまで移動手段であるため、長時間座るものではありません。移動の際に普通型車椅子を使用している人は、食堂に着いたらできる限り椅子に座ることが基本です。また、車椅子に座っていても、フットレストから足を下ろして、足の裏全体が床に接地するようにし（足台使用可）、股・膝・足関節が直角になるように姿勢を整えます。左右のフットレストをつなげるベルトが両下腿の裏側にある場合は、それを外さないとよい姿勢がとれません。また、早期から関節可動域訓練などのリハビリテーションも進めていきます。

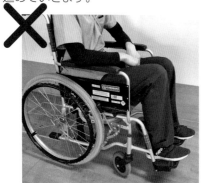

フットレストに足を上げたままの姿勢はよくない

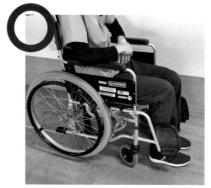

フットレストから足を下ろす。床に接地していることが大事

次に、本人に合わせた食器具を見つけます。スプーンの柄を太くしたり、本人が認識できる色や好きな色を使用したり、素材を考えます。また、本人に確認しながら、おにぎりやのり巻き、サンドイッチなど、食器具を使わずに手づかみでも食べられるような工夫も大事です。

「2．口を開く、噛んで飲み込む」がNOの場合

咀嚼・嚥下障害がある場合の工夫

　高齢になると嚥下機能が低下して飲み込みにくくなりむせが起こりやすくなります。そのため、嚥下機能評価（VF、VEなど）や飲み込みやすくする工夫が必要です。特にむせやすいのは、例えばみそ汁など、汁と具が一緒に入っていてのどを通る時間が違うものの組み合わせです。むせる人には、みそ汁の具と汁を分けて盛り付けるなどの工夫も大切です。また、発声練習はなるべく大きな声で、できるだけ大きく口を動かして行うと、咀嚼・嚥下に必要な筋群の動きが向上します。食事の前に「パ・タ・カ・ラ」を繰り返す発声練習も有効です。

　咀嚼・嚥下障害があれば、咀嚼・嚥下リハや口腔ケアを行います。咀嚼筋（咬筋）や舌筋は使わないと萎縮してしまうため、鍛えることが大切です。咀嚼が困難な場合は、固いスルメイカを幅1cm程度に割いたものを口にくわえてもらい（いつでも引き出せるように一部を口から出しておく）、味わい終わったら引き抜きます。本人の好きな味のガム（板ガムでも粒ガムでもよい）を細長いお茶パックに包んだものを噛んでもらう、などを実施してもよいでしょう。

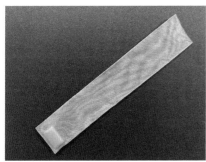 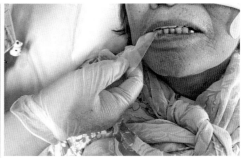

細長いお茶パックにガムを包んだものを噛んでもらう

　また、高カロリー流動食などを組み合わせて訓練していきます。嚥下しやすい食事に、高齢者ソフト食®があります。『家庭でできる高齢者ソフト食レシピ―食べやすく飲み込みやすい』（黒田留美子著・河出書房新社）などを参考にします。

　唾液が減っている場合には、抗コリン作用のある薬をチェックし減量・中止を検討する、唾液腺（耳下腺・顎下腺・舌下腺）を指でマッサージしたり、好みのジュースを湿らせた綿棒でアイスマッサージします。このようにして、咀嚼・嚥下に必要な筋群を目覚めさせ、唾液腺を刺激し、さらに覚醒レベルをアップして食事にのぞむと、誤嚥を減らすことにつながります。

　マドパー®やメネシット®などのドパミンを増やすパーキンソン病治療薬は、サブスタンスPを介して嚥下機能がアップするので、少量を試してみてもよいです。口腔内のブラッシングやKポイント刺激も、同様にサブスタンスPを増やして嚥下機能をアップします。サブスタンスPは同時に咳反射を亢進させるので誤嚥性肺炎を防ぎます。

開口障害がある場合の工夫

　開口障害の原因は、重度のパーキンソニズムや口腔内の外傷、顎関節の炎症などが考えられます。観察と評価を多職種チームで行い、原因に応じた治療を行います。それでも開かない場合は、経口摂取以外の方法も検討していきます。

「3. 食べ物と認識できる」がYESの場合

食器具の使い方がわからない場合の工夫

　食べ物と認識できるが、認知機能の低下による失行失認が加わると、食べ方の乱れが出てきます。食器具の使い方がわかっているか、食べ方がいつもと違わないかなどを観察します。

　食器具の使い方がわからず食べようとしない場合は、食器具として認識しやすいように、柄が太いリハビリテーション補助具などを使用します。

「3. 食べ物と認識できる」がNOの場合

　内側が白い茶碗に白いご飯がよそってあると、ご飯が目立たないため、食べ物と認識できません。茶碗の内側に色がついていれば白いご飯が浮き立つので、認識しやすくなります。また、複数の皿に分かれているとあちこち食べながら食事を進めることが困難になるため、丼やワンプレートで盛りつけ、1か所に集中して食べることができるように工夫します。もしくはコース料理のように、目の前の一品を食べたら次の一品を提供するというような工夫もあります。

　食べ物を認識できない場合は、「運動機能障害がある」場合の工夫（p.36）を参考に、姿勢や道具を使わなくても食べられるものに変更するなどの調整をします。また、配膳後にメニューを伝えたり、においを嗅いでもらったり、食べ物に気づいてもらうようにします。

　食べ方の支援としては、利き手に箸やスプーンを持たせ、もう一方の手で食器を持つよう支援する、本人の手に介助者の手を添えて食べ物を口へ運ぶ動作を見せる、食べ物をすくったスプーンを見せる、下唇に触れる、唇をなめてもらうなどします。

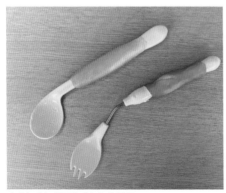
本人に合わせて作成した食器具

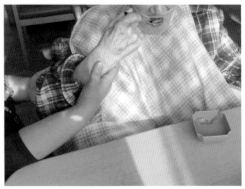
食器を持っている手を口元に運ぶ介助

見間違い・思い違い・口唇傾向による異食がある場合の工夫

　まず異食の原因を推測します。認知症が進行すると、見間違いや思い違い（誤認や失認）から食べ物と思って異食につながることがあります。さらに進行すると、何でも口に入れる口唇傾向が出現します。。

　異食を発見しても大声を上げず、やさしく取り出し処理します。摂取したものによっては生命の危険があるため、物品類の保管に注意します。異食が始まったら、口に入れてほしくないものは近くに置かないようにし、口に入れても大丈夫なものをいくつか手元に置きます。また、過食にならないように「食べること以外に意識が向く」ことも考えます。

虫などの幻視がある場合の工夫

　レビー小体型認知症による幻視の対応は、何がいつ見えるのかしっかりと観察しチームで共有することです。幻視の訴えに対しては「あなたには見えているが（否認しない）、私や他の人には見えない（否認する）。それは病気による幻です」と説明を試みます。「幻視は病気のため」と伝えることで、本人は納得することが多いです。

　内面が、茶色など色の濃いお茶碗に白いご飯を盛ることでコントラストが上がり、ご飯だと認識しやすくなりますが、そこにふりかけなど、色のついた細かいものをかけると虫に見えたりするので注意します。

　また、毒を盛られたという妄想がある場合もあります。目の前で食事の盛り付けをしなおしたり、時間をずらして再度行うとよいでしょう。

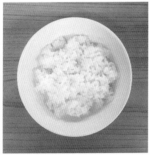 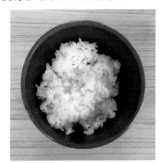 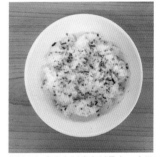

白いお茶碗に白いご飯だと、ご飯を認識しにくい　　色の濃いお茶碗（黒や茶など）なら、白いご飯を認識しやすい　　ごはんにふりかけをかけると、虫に見えてしまう

体　験

　「食事に毒が盛ってある」と言っていた認知症の人に対して、「奥さんの手作り弁当ですよ」と言い弁当箱に盛り付けて提供したところ、全部摂取できたことがあった。

「4. 食欲がある」がNOの場合

薬剤性・うつの可能性がある場合の工夫

　食欲がわかない場合は、ドネペジルなどの認知症治療薬が原因の場合があり、高頻度に経験します。薬剤を1週間中止して食欲が出れば、その薬剤が原因だったと判断できます。薬剤の減量や中止など、医師に相談してアプローチしていきます。うつであれば少量の抗

うつ薬を試みます。認知症がある場合は、眠気などの副作用が少ないセルトラリン25mgが望ましいでしょう。食欲増進を薬剤で期待する場合は、六君子湯や人参養栄湯を試してみます。

「おいしい食事を食べている」と言えるには、食事の問題だけでなく、楽しく食べられる環境も大切です。食卓を囲む仲間の関係を調整する、なじみの場所や人と一緒に楽しい雰囲気で食事をする、騒音や気配に注意が向いて食事に集中できない場合はカーテンや個室で対応する、食べるペースが同じくらいの人と食べる、など、いつでも気にかけて観察し、調整を行いたいものです。

食事そのものがおいしいと言えない場合は、好物や嗜好を知り、家族に差し入れてもらうなどの協力を得ます。お風呂上がりに昔懐かしい甘い飲み物や炭酸飲料、時にはノンアルコールビールなど、好物の飲み物を摂取できれば、うまくいったケアとなります。バニラアイスでうまくいくことが多いです。

■ 「5．盗食がある」場合の工夫

盗食は、食べる力が残されていることととらえ、認知症の人が食べ物でないものを口にしないように、また本人とまわりの人が嫌な思いをしないように環境を整えていきましょう。

食べ過ぎへの対応は、食べ終わった食器をしばらくそのままにしておいて食べたことを認識できるようにしたり、食べ終わった後にしっかり水分をとって満腹感をもたせるなどします。なお、薬の影響で食欲が亢進してしまうこともあるため、その場合は原因となっている薬を減らしてもらいます。すぐに「お腹が空いた」「食べていない」と言うときには、スルメや飴など、食べるのに時間がかかるおやつを取り入れてみます。または、あらかじめ主食を少なめにして分割食にするなどの対応をとります。これらで気分を紛らわすことも有効です。摂取カロリーは足りているか、口さびしいだけではないか、不安やさびしさによるストレスはないかなどもきちんと評価します。このとき定期的な体重測定が役立ちます。

なお、本人の好物を家族に差し入れてもらう際も同様に、過食にならないように「食べること以外に意識が向く」支援も必要です。本人の好きなものに触れたり、リハビリテーションの道具（カラフルな木のおもちゃ、おもちゃのはた織り機など）を使って作業療法をしてもらうなど、ほかに意識が向くようにします。日中の心地よいアクティビティ（洗面所で顔を洗う、アイロンがけ、ガーデニングなど）で夜間の睡眠もとれ、生活リズムを整えていくこともできます。

食べ方の乱れによって口の中に詰め込んでしまう場合は、ティースプーンにする、小鉢で提供する、一品ずつコース料理のように、一品食べ終えたら次の皿を提供するなどの工夫をします。

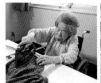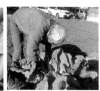

生活のなかにあった活動（アイロンがけ、拭き掃除など）やガーデニングなどを取り入れることで、食べること以外に意識を向ける（p.26〜27「気をそらす工夫の例」も参照）

[コラム] ハッピー・エンド・オブ・ライフ・ツリー（終わりよければすべてよしの樹）

　私たちがめざすEnd of Life Care（終末期医療）は、"Happy End of Life Care"です。「人生の最晩年を人生のなかでいちばんHappyに過ごせるようなお手伝いをしたい」そういった思いで、患者の人生の最終段階の医療とケアを提供しています。

　患者はもちろん家族にも「ここで過ごせてよかった」と思っていただけるように、本人の意向をできるだけ確認し、ていねいに支援しています。そして、患者や利用者が、そこに生きた証として、「木の枝に茂る葉となって、いつまでも私たちを見守ってほしい」という思いを込めて、病院のいちばん目立つ廊下に"ハッピー・エンド・オブ・ライフ・ツリー（終わりよければすべてよしの樹）"というシンボルをつくりました。「ここで過ごせてよかった」と本人や家族がおっしゃってくださったときに、亡くなられた人のイニシャルを一枚の葉っぱに刻み、この樹に飾ります。

　私たちがお送りしてきた方々の安らかな顔と家族の涙は、神々しいまでに美しく見えます。それは、まさに生ききったと思えるご様子だからでしょうか。

　ハッピー・エンド・オブ・ライフ・ツリーを設置したのは2013年でした。当時は、このような考え方を、市民の方に受け入れていただけるかとても心配でしたが、同時に「亡くなる権利」「住み慣れた場所で、自分たちが望むかたちで生ききる権利」が誰にでもあるのだと思えるような、そんな時代に変わりつつあることの確信もありました。そして、いまではたくさんの葉っぱをつけるまでに成長しました。

　最期こそ、幸せに生ききったと感じられる"終わりよければすべてよし"を、一人でも多くの方に感じていただけるよう、これからも、患者の"Happy End of Life"を支えたいと思います。

　このシンボルは、「私たちは、最期まであなたの人生にきちんと向き合い、支えます」という、私たち全員の「決意の樹」でもあります。

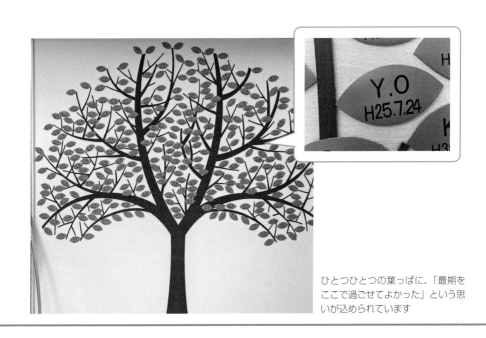

ひとつひとつの葉っぱに、「最期をここで過ごせてよかった」という思いが込められています

経鼻カニューレ・酸素マスク装着

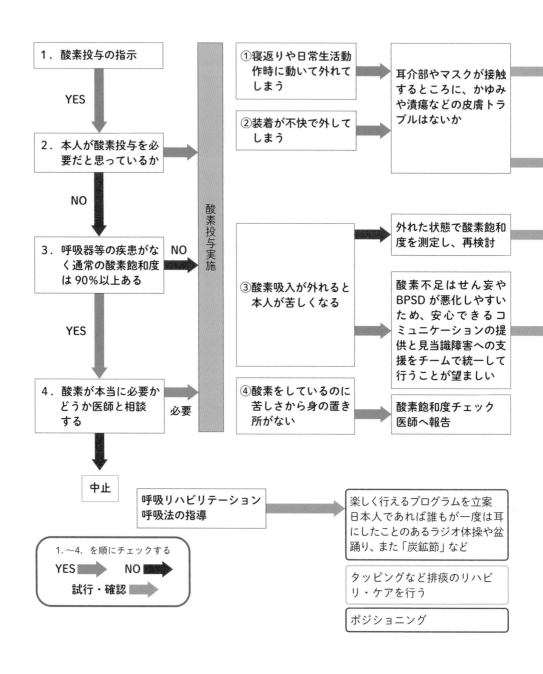

1．酸素投与の指示

YES

2．本人が酸素投与を必要だと思っているか

NO

3．呼吸器等の疾患がなく通常の酸素飽和度は90％以上ある

NO

YES

4．酸素が本当に必要かどうか医師と相談する

必要

中止

酸素投与実施

①寝返りや日常生活動作時に動いて外れてしまう

②装着が不快で外してしまう

耳介部やマスクが接触するところに、かゆみや潰瘍などの皮膚トラブルはないか

③酸素吸入が外れると本人が苦しくなる

外れた状態で酸素飽和度を測定し、再検討

酸素不足はせん妄やBPSDが悪化しやすいため、安心できるコミュニケーションの提供と見当識障害への支援をチームで統一して行うことが望ましい

④酸素をしているのに苦しさから身の置き所がない

酸素飽和度チェック医師へ報告

呼吸リハビリテーション呼吸法の指導

楽しく行えるプログラムを立案日本人であれば誰もが一度は耳にしたことのあるラジオ体操や盆踊り、また「炭鉱節」など

タッピングなど排痰のリハビリ・ケアを行う

ポジショニング

1.～4. を順にチェックする

YES　　　NO

試行・確認

時の工夫 〜なぜ外すのか考える〜

以下のことを試行する
・接触部をガーゼで保護する（きつく締めすぎない）
・「ずれたら直す」の気持ち
・不快感を軽減できるテープで固定する

以下のことを試行する
・肯定的でわかりやすい声かけ
・そのつど装着し直せる見守り体制をとる
・「酸素が必要です」「酸素をすると楽になります」等と書いたメモや貼り紙をする
・経鼻カテーテルのときはダミーのマスクで気をそらす

ダミーのマスク

繰り返し説明

以下のことを試行する
・24 時間持続で酸素飽和度を観察
・機器自体を気になりにくいものに変更する（素材がやわらかいもの、足の指につけてもよい）

（日本光電ディスポオキシプローブ）

どうしても酸素投与器具を装着できず、酸素化の改善がみられない場合

器具のつけ方自体を変更する
口の付近にチューブを設置する
医師と相談しながら投与方法を工夫する

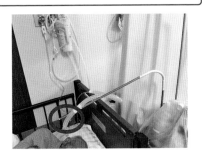

酸素マスクの装着は圧迫感や不快感から苦痛であり、特に認知症の人にとっては、何なのかわからない不安や恐怖がストレスを増強することが考えられます。不穏やせん妄などにより、酸素マスクの装着が困難な場合は、何よりも安心感を与えることが大切であると考えられます。

酸素投与実施時の工夫

「①寝返りや日常生活動作時に動いて外れてしまう」、「②装着が不快で外してしまう」場合の工夫

耳介部やチューブが接触するところに、皮膚トラブルがないか確認します。いずれにしても不快感があることが考えられるため、ケアの工夫を実施します。経鼻カニューレの使用により、わずらわしさが軽減でき、装着し続けられる場合もあります。接触部をガーゼで保護したり、きつく締めすぎないようにします。カニューレを固定する際は、不快感を軽減できるテープ（p.28参照）を使用します。

「③酸素吸入が外れると本人が苦しくなる」場合の工夫

NOの場合は、本当に酸素投与が必要か、酸素が外れた状態で酸素飽和度を測定し、酸素吸入を再検討する必要があります。また、繰り返しの説明に加えてケアの工夫を行います。

YESの場合は、酸素不足によりせん妄やBPSDが悪化しやすいことは確かです。そのため、安心できるようにコミュニケーションをとり見当識障害に対して支援することを、チームで統一して行うことが望ましいでしょう。

看護師は、「酸素をしてないとダメです。取ってはダメと言ったでしょう」などと言わずに、やさしく丁寧に、「苦しいのがよくなりますから、安心してください」と繰り返し説明していくことが大切です。全職種が気にかけ、そのつど装着しなおせるような見守り体制が必要です。

酸素マスクや経鼻カニューレを何度も外してしまいチアノーゼが出現してしまわないよう、24時間持続で経皮的酸素飽和度（SpO_2）を測定します。酸素が外れ酸素飽和度が低下するとすぐにアラームが鳴り迅速に対応ができます。SpO_2モニターは、ディスポ型のセンサーであればやわらかくて軽く、足の指に装着することで気にならない人も多くいます。

試行しながら、うまくいったケアは継続して行います。

体験

酸素チューブをしきりに外してしまう人に、経鼻カニューレを装着するとともに、もう1つダミーのマスクをつけたところ、ダミーのマスクに気を取られて経鼻カニューレを外すことが減った。

「④酸素投与をしているのに苦しさから身の置き所がない」とアセスメントした場合

酸素投与していても苦しんでいる場合は、酸素飽和度を確認してすみやかに医師に報告します。

同時に、呼吸リハビリテーションや呼吸法の指導を行います。例えば、楽しく行えるプログラム（歌を歌うなど）を立案します。その場合、日本人であれば誰もが一度は耳にしたことのある、ラジオ体操や盆踊り、また「炭坑節」など、発声を長くのばす部分がある歌を選ぶとよいでしょう。

どうしても酸素投与器具を装着できず、酸素化の改善がみられない場合は、器具のつけ方自体を変更し、口元に適量の酸素を流すなどの工夫をします。

呼吸が楽になるポジショニングをします。痰がからむ場合は、背部のタッピングなど、排痰のリハビリテーションやケアも行います。

［コラム］認知症の人への呼吸リハビリテーションの工夫

認知症の人にも、呼吸リハビリテーションや呼吸介助を行うが、基本的な手技や介助法が行えない場合がある。認知症の人では、苦痛を伴うものは受け入れられないことが多いため、できるだけ協力してもらえるよう、苦痛が少なくなる方法を試みる。例えば、本文にも示したような、歌を歌うなどの楽しく行えるプログラムの立案や、視覚・聴覚的にフィードバックが得られやすい「吹き戻し笛」などを活用する。他者交流でたくさん会話をしたり、笑ったりすることも呼吸にはとてもよい効果がある。

呼吸介助や排痰などは、臥位時だけでなく活動中の座位時にさりげなく行ってもよい。

また、運動療法も重要であるため、会話をしたり歌を歌ったりしながら歩いたり、仲の良い人と一緒に棒体操を行うなど、楽しく行えるように、できるだけ本人に合わせたプログラムを取り入れ、運動を行える工夫が大切である。

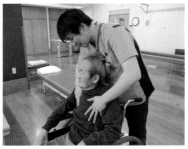
本人が活動中に、さりげなくスクイージングやタッピングを行うことで排痰しやすくなる

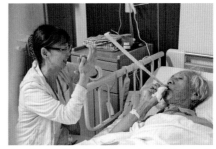
吹き戻し笛で視覚的にわかることでやる気アップ

膀胱留置カテーテル装着中の工夫

```
Ⅰ．なぜ挿入するのか
    なぜ挿入されてい
    るのか
    いつからか
```

```
Ⅱ．留置していら
    れるか
```

```
Ⅲ．いつまで必要か
    医師・多職種で
    相談
```

```
Ⅳ．水分・食事・尿量
    の観察
```

```
1．留置の指示
```
↓ **YES**

```
2．本人が治療を
    必要だと思っ
    ているか
```
↓ **NO**

```
3．本当に必要か
    どうか医師と
    相談する
```
↓ **不要**

```
4．抜去、すぐに
    再留置しない
```

```
排尿日誌、残尿測
定などの活用
```

留置実施

```
①カテーテルが気
  になる
  ルートを触る
  股に手を入れて
  いる
```
→
```
チューブをズボンのウ
エストではなく、足首
側（裾）から出す
```

```
ズボンの上からチュー
ブを出しているため、
手が触れやすく気に
なってしまう
```

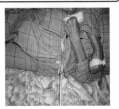

```
②痛み、不快感
  がある
```
↓
```
③歩けるか
```
→
```
肩掛けポシェット
ショルダー部分は長く
```

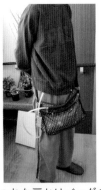

おしゃれな肩かけバッグの中に
尿バッグを入れておく

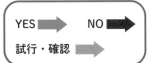
YES ➡　　NO ➡

試行・確認 ➡

身体拘束ゼロでもカテーテルを抜かれない！

チューブをズボンの裾から出すようにする

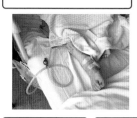

挿入後のゼリーはきちんと拭き取る

テープ固定は男性は腹部、女性は大腿部

カテーテルのサイズは14Fr以下にする

裾が締まっているズボンをはき、ズボンの中に尿バックごとしまう

尿バッグは空の状態を保つ

ルール
されて嫌なことはしない
どうしてほしいか聞く

禁句
「さっき行ったから」
「もう出ないです」
「おむつしてますよ」
「管が入っているから大丈夫」
「トイレに行ってはいけないです」
「勝手にトイレに行かないで」

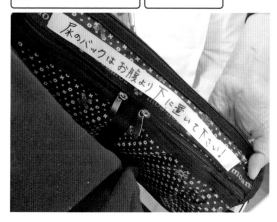

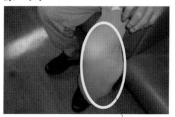

ズボンの中にしまっている尿バッグ

尿バッグ

膀胱留置カテーテル装着中は、まず、p.46のチャートのⅠ.〜Ⅳ.について確認します。

治療のためにもカテーテル留置は必要ですが、ケアを行うスタッフは、なぜカテーテル挿入をするのか、なぜ挿入されているのかを、チームでしっかりと共有します。カテーテルはわずらわしいものであるため、留置していられる状態であるかどうかを把握し、いつまでカテーテル留置が必要なのか、抜去までの過程などをチームで共有できれば、早期にカテーテル抜去が可能になります。また、早期抜去に向けて、水分・食事・尿量を観察し、アセスメントにつなげていけるとよいでしょう。

膀胱留置カテーテル挿入による違和感や痛み、不快感から、不穏や興奮などにつながることがあります。頻回に自己抜去する場合は、尿道損傷などの危険が高くなります。その際には、すぐに入れ直すことはせず、導尿や尿量測定も検討することが必要です。膀胱内に尿貯留がある場合は尿意に結びつくこともあるため、本人の「排尿したい」という言葉をキャッチします。

膀胱留置カテーテル挿入の必要性を検討し、早期に抜去できるよう、排泄ケア全体を見直していくことが大切です。

カテーテル留置時の工夫

「①カテーテルが気になる、ルートを触る、股に手を入れている」
「②痛み、不快感がある」が推測される場合

ルートを触っている、股に手を入れているなど、カテーテルが気になっている様子がみられる場合は、ズボンの上からチューブを出すと手に触れやすく、気になって引っ張ってしまうため、ズボンの裾から出すように工夫します。

痛みや不快感への対応として、カテーテルのサイズは14Fr以下を選びます。カテーテル挿入後のゼリーをきれいに拭き取ることで、引きつれによる痛みや不快感はなくなります。

カテーテルのテープ固定では、男性患者の場合は上向きにし、尿道カーブの圧迫による血流障害や尿道損傷を防ぎます。固定した場所の皮膚観察も必要です。

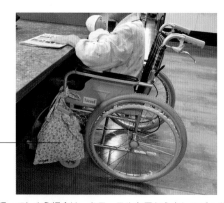

袋で隠した尿バッグ ————

カテーテルが気になって引っ張ってしまう場合は、カテーテルを足から出してバッグを目隠しする。人形を抱くことで子守りの役割を与えられて落ち着くことがある。

「③歩けるか」観察する

　歩ける場合は肩掛けポシェットを作成し尿バッグを収納します。肩掛けの部分を長く取り、尿バッグを膀胱より低い位置にすることで逆流による感染症を防ぎます。もしくは、ズボンの裾が閉まっているものを履き、ズボンの中（下腿〜足首部分）に尿バッグごとしまいます。いずれも、尿バッグは空の状態を保ち、わずらわしさをなくすことが大切です。定期的に尿の流出の有無を確認します。

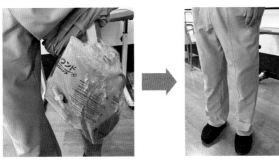

ズボンの中に尿バッグごとしまう。

されて嫌なことはしない、どうしてほしいか聞く

　専門職が発する「さっき行ったから」「もう出ないです」「おむつをしています」「管が入っているから大丈夫」「勝手にトイレに行かないで」などという言葉は、認知症の人を余計興奮させたり、不安にさせてしまうことが考えられます。本人の立場に立って、どうしてほしいかを聞き、できることを考えていきます。

体験

　尿道留置カテーテルを入れている患者で、自己抜去してしまう人がいた。そこで、実際に入っている尿道留置カテーテルをズボンの中に隠して裾をテープで閉じ排尿バッグが落ちないようにし、ダミーの排尿バッグをズボンの上から出して本人の意識をダミーにそらしてみた。すると、ダミーはいじるが、自己抜去は減った。他にも、ズボンの裏面にゴムひもとスナップボタンをつけ、そこに排尿バッグを吊るすようにした。排尿バッグが目につかなくなったことで、排尿バッグを気にすることが少なくなった。本人の活動のじゃまにもならないため、自己抜針が減るとともに病棟での自立度も向上した。

ズボンの中に排尿バッグをしまっている

ダミーの排尿バッグ

脱衣・おむつはずしへの対応と

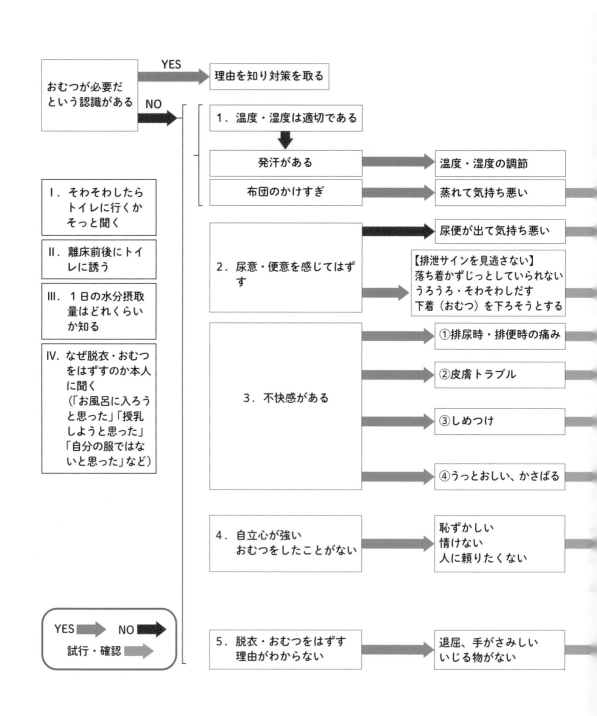

工夫

通気性のよい
おむつの選択

布パンツに
トライ

排泄日誌で排泄パターンを知る

便の性状を
知る

同じ時間に排便が
あるように調節する

下剤の
見直し

残尿がある場合は排尿後
に少し前かがみになり腹
圧をかけて排尿を促す

1日の水分摂取量、
食事摂取量を知る

一定の時間間隔
でトイレに誘導

トイレを見せる

便座に腰を下ろす

尿便性状の観察

医師へ報告

保清

発赤や発疹の
観察

スキントラブル
への対応

医師へ報告

通気性のよい
おむつの選択

布パンツに
トライ

肌触りの
よいもの

衣類汚染後、失禁後の対応
・問いつめない
・急がせない
・慌ただしくシーツ交換や
　更衣をしない

目線を合わせ、
穏やかな口調で

肩や手に触れな
がら

汚染したものは
そのつど交換

家族に協力を得る
（洗濯物が増える
ことなど）

パンツタイ
プのものに
する

できること・できな
いことを多職種で見
きわめて支援する

同性の介護者で
対応する

排泄パターンを
知る

パンツタイプの
ものから始める

「○○の治療中です」
と貼り紙をする

**気をそらす
工夫**

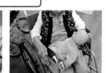

ドールセラピーで気をそらす

通気性のよいおむつの選択

自分で着るまで様子を見る

脱衣・おむつはずしに対しては、本人に脱衣やおむつをはずす理由を聞いて対応することが基本です。しかし、本人が理由を表現できなかったり、表現できてもすべてに対応できないから困ります。

　言葉で伝えることができない人には、さまざまな理由を推測し対応します。

　おむつはずしに関しては、排泄日誌や残尿測定などを用いて排泄パターンを知ることが重要です。

おむつが必要だという認識がない場合の対応

「1．温度・湿度は適切である」か評価する

　発汗がみられる場合や、布団をかけすぎているようであれば、清潔を保ち調節します。通気性のよいおむつの検討や布パンツにトライします。

「2．尿意・便意を感じてはずす」場合

　排泄するために、下着を脱ぐようにおむつをはずして排泄したとも考えられます。その人特有の排泄サインを見逃さないように観察します。例えば、落ち着かない様子やじっとしていられない様子、うろうろ、そわそわ、きょろきょろしだしたり、おむつを下ろそうとするしぐさがみられるなど、「いつもと何か違うな」と気づいたときに、本人にどうしたいか声をかけるとよいでしょう。

　尿意・便意がない、訴えられない場合は、患者の1日の水分摂取量と食事摂取量を観察し、一定の時間間隔を空けてトイレに誘うとよいでしょう。それには排泄日誌などで排泄のパターンを知ることが重要です。

　また、下剤等の見直しや便の性状を整えることも必要です。排便は、人手のある日勤帯にできるよう緩下薬を調整していくことも大切です。「トイレ」「便所」と言ってもわからないようなときは、トイレを見せたり、便座に腰を下ろすように援助することで排泄が成功することもあります。

「3．不快感がある」場合

　おむつ内に排泄して気持ちが悪く、おむつをはずしてしまう場合があるため、おむつの中を確認します。

　また、チャートの「①排尿時・排便時の痛み」「②皮膚トラブル」「③しめつけ」「④うっとおしい、かさばる」のすべてを確認していきます。

　①②③は、その原因を知り対応します。「④うっとおしい、かさばる」のかな、と感じたら、汚染したものはそのつど交換し、ときには見守る姿勢で対応します。その際は、家族の協力も必要です。そのつど交換するのは根気のいることでもありますが、患者が存在を否定されたような気分にならないようなかかわり方が必要です。

　衣類の汚染や失禁後には、本人を「問い詰めない」「急がせない」「慌ただしくシーツ交換や更衣をしない」ことが大切です。認知症の人は、言葉の意味がわからなくても看護師の表情や「もう」「また」などという言葉から叱責を感じ取ることがあります。目線を合わせ、肩や背中などに手を触れ、穏やかに話しかけます。

「4．自立心が強い・おむつをしたことがない」場合

　「自分でできる」「やってきた」「人の世話にはなりたくない」と考える人や、おむつをしたことがない人は、恥ずかしいからはずしてしまうことも考えられます。誰しも好んでおむつを使いたい人はいないだろうし、誰にでも恥ずかしい気持ちはあるけれど、必要なものであることを伝えることが大切です。おむつを着けることで、自尊心（プライド）が傷ついたと感じてはずすことがあります。このようなときは、テープタイプのおむつではなく、抵抗感が少なくなるようにパンツタイプのものから始めるとよいでしょう。排泄日誌などを記録することで排泄パターンを把握し、トイレ誘導の時間を設けたり、ポータブルトイレを用意します。また、点滴などの治療によってベッド上の安静が必要な場合は、行っている治療について貼り紙をするなど繰り返し説明を行います。

　その人のできること・できないことを多職種で見きわめて支援したり、同性の介護者で対応するのもよいでしょう。

「5．脱衣・おむつをはずす理由がわからない」場合

　これらのことを確認しても、脱衣・おむつはずしの理由がわからない場合は、入院生活が退屈なのかもしれません。気をそらす工夫をいくつか試すのもよいでしょう。本人が好きなことに集中できるようにグッズ（天井から下げるリボンや触りごこちのよい布、ドールセラピーなど）を準備しておくとよいのです。

　夜間は、心地よい睡眠がとれるよう、身体的準備や環境を整えていくようにします。

体験 ①

　夜間に脱衣を何度も何度も繰り返す患者さんがいた。放置するわけではないが、そのつどかかわるのも、本人が興奮してしまうため、自分で着衣をするまで様子をみることにした。ただし、裸や薄着でも寒くないよう部屋の温度を調節したり、手の届くところに布団や毛布を準備したことで、毛布にくるまり入眠していた。

体験 ②

　「おむつの使用感を試して感想を聞かせてほしい」など、モニターになって使用してほしいとお願いした。恥ずかしいことではなく、歳をとると誰もが使うものであると共感した。

帰宅願望行動への対応

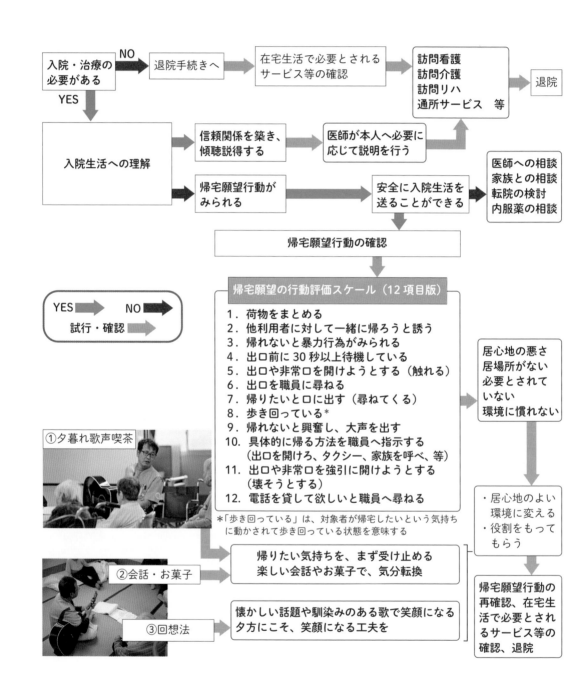

入院・治療の必要がある
- **NO** → 退院手続きへ → 在宅生活で必要とされるサービス等の確認 → 訪問看護 訪問介護 訪問リハ 通所サービス 等 → 退院
- **YES** ↓

入院生活への理解
→ 信頼関係を築き、傾聴説得する → 医師が本人へ必要に応じて説明を行う

→ 帰宅願望行動がみられる → 安全に入院生活を送ることができる

医師への相談
家族との相談
転院の検討
内服薬の相談

帰宅願望行動の確認

YES → **NO** 試行・確認 →

帰宅願望の行動評価スケール（12項目版）

1. 荷物をまとめる
2. 他利用者に対して一緒に帰ろうと誘う
3. 帰れないと暴力行為がみられる
4. 出口前に30秒以上待機している
5. 出口や非常口を開けようとする（触れる）
6. 出口を職員に尋ねる
7. 帰りたいと口に出す（尋ねてくる）
8. 歩き回っている*
9. 帰れないと興奮し、大声を出す
10. 具体的に帰る方法を職員へ指示する（出口を開けろ、タクシー、家族を呼べ、等）
11. 出口や非常口を強引に開けようとする（壊そうとする）
12. 電話を貸して欲しいと職員へ尋ねる

*「歩き回っている」は、対象者が帰宅したいという気持ちに動かされて歩き回っている状態を意味する

居心地の悪さ
居場所がない
必要とされていない
環境に慣れない

・居心地のよい環境に変える
・役割をもってもらう

①夕暮れ歌声喫茶

②会話・お菓子 → 帰りたい気持ちを、まず受け止める 楽しい会話やお菓子で、気分転換

③回想法 → 懐かしい話題や馴染みのある歌で笑顔になる 夕方にこそ、笑顔になる工夫を

帰宅願望行動の再確認、在宅生活で必要とされるサービス等の確認、退院

■帰宅願望行動への具体的な対応例

1. 荷物をまとめる	「今日退院ですか？　家に帰る前に心配な点がありますか？」と、まずは相手の話を聞く
2. 他利用者に対して一緒に帰ろうと誘う	「私も帰りたいのですがご一緒させてください」と、仲間に入り相手の話を聞く
3. 帰れないと暴力行為がみられる	本人・他利用者に危害がなければ様子を見て、落ち着いたところで話を聞く。危害が予測される場合は、主治医に至急相談する。その際も共感的な対応を心がける
4. 出口前に30秒以上待機している	「帰る前にお茶（コーヒー・お菓子）でもどうですか？」「夕飯（お昼）、私が作ったので味見してください」など、場所、相手の気分を変える工夫を行う
5. 出口や非常口を開けようとする（触れる）	「その出口は壊れているので、こちらをご案内します」「私も5時に仕事が終わるので一緒に帰りませんか？」と、話を聞くきっかけを作る
6. 出口を職員に尋ねる	「出口にご案内します」「私も一緒に帰りたいので、少しお茶でも飲みませんか？」と話をする
7. 帰りたいと口に出す（尋ねてくる）	「私も一緒に帰りたいので、仕事が終わるまで待ってくれませんか？」と、相手の気持ちを聞く
8. 歩き回っている	「体調は大丈夫ですか？」「○○さんにしかできない仕事があるので、帰る前に少しだけお手伝いをお願いします」と、作業を一緒に手伝ってもらう
9. 帰れないと興奮し、大声を出す	「少しお茶でも飲みませんか」「甘いものを用意しました」と、一度場所を変え気分を変える
10. 具体的に帰る方法を職員へ指示する（出口を開けろ、タクシー、家族を呼べ、等）	「今、タクシーを呼びましたが、混んでいるようです」「私が送るのでお待ちください」と場所を変え、相手と話をする機会を作る
11. 出口や非常口を強引に開けようとする（壊そうとする）	「その出口は工事中なので、私がご案内します。それまでお茶でも飲みませんか？」と、相手の気持ちを傾聴する機会を作る
12. 電話を貸して欲しいと職員へ尋ねる	院内PHSにつなぎ、職員が家族になりきり対応する。帰りたいとの話をひととおり聞いた後、「今は仕事が忙しいから、落ち着いたら迎えにいくよ。職員に迷惑かけちゃダメだよ」などと伝える

注：帰宅願望行動1、6、7で「はい」がチェックされた対象者の場合、帰宅願望にもとづいた行動が、今後、より問題化する可能性があるので、早めの対応を心がけることが大切である。

事前に知っておきたい情報やポイント

帰宅願望は認知症の人にみられるBPSDの一種です。帰宅願望にもとづいた行動は、適切な介護やリハビリテーションプログラムの提供をしばしば困難にします。

帰宅願望が起こる背景

居心地が悪く、居場所がないと感じています。現在の環境に慣れていなかったり、自分に役割がなく退屈に感じています。家族に会いたいと思っています。

帰宅願望を理解する

家に帰りたいという気持ちや、その訴えを否定しないことが大切です。帰宅願望の理由を探るために、本人をよく観察し、積極的にコミュニケーションを図ります。また、本人の生活歴や生活習慣、自宅の状況などを把握するのもよいでしょう。

帰宅願望行動への具体的な対応法

帰宅したいという訴えに耳を傾け、気持ちを受け止め、真摯に対応することが大切です。たとえ、同じ話が繰り返されてもしっかりと話を聴きます。話を聴こうとする姿勢を示すことが大切です。

また、役割をもつことで、自分が必要とされていると感じてもらう（声かけの例：「これから○○をするのですが、手伝っていただけませんか」など）のも工夫の一つです。

本人の気持ちに共感し（声かけの例「私も帰りたいです、一緒に帰りましょう」など）、お菓子やコーヒー、ジュース等を提供したり、本人の興味・関心のある話題を提供して気分転換してもらうようにするのもよいです。その際は、スタッフも一緒に会話を楽しむことが重要です。帰宅願望が高まりやすい時間帯に、本人が楽しむことのできる活動を提供します。

その一つが「夕暮れ歌声喫茶」です。これは、帰宅願望がみられる対象者に、回想法、歌唱、お茶、お菓子を楽しむ機会などを提供するものです。「夕暮れ歌声喫茶」を運営するスタッフは、これらのプログラムを明るく楽しい雰囲気で進行するとともに、対象者の「家に帰りたい」という不安な気持ちに共感し、受容的な態度で接します。

帰宅願望の行動評価スケール（5項目版）

1. 荷物をまとめる
2. 出口前に30秒以上待機している
3. 帰りたいと口に出す（尋ねてくる）
4. 歩き回っている
5. 具体的に帰る方法を職員へ指示する（出口を開けろ、タクシー、家族を呼べ、等）

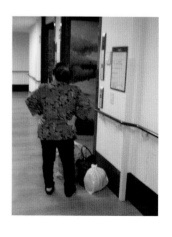

帰宅願望にもとづいた行動を評価するスケール

　大誠会グループでは、帰宅願望にもとづいたさまざまな行動（以下、帰宅願望行動）を呈する利用者に対して、本人の「帰宅したい」という感情表現に向き合いながら、問題となる行動を改善することを目的として集団作業療法を実施しています。そのなかで、私たちの取り組みの効果を判定するためには、帰宅願望行動の内容や程度を評価するスケールの開発が必要と考えました。

　私たちはこれまで、認知症の人の帰宅願望行動をリストアップし、それぞれの行動と介護負担感の関連を調査してきました。そして、リストアップされた12種類の帰宅願望行動をもとに、「帰宅願望の行動評価スケール12項目版」（p.54）と、その短縮版である「5項目版」（p.56）を作成しました。

　評価方法は、帰宅願望行動を示した対象者にみられた行動がスケールの項目に該当する場合は1点、該当しない場合は0点とし、全項目の合計点数で評価します。合計点数は、12項目版では0〜12点、5項目版では0〜5点の区間に分布し、合計得点が高いほど帰宅願望にもとづく行動の問題の程度が大きいものと考えられます。

　当会で行われた調査では、12項目版、5項目版ともに良好な検者内・検者間信頼性が確認されました。

　この評価スケールを用いれば、比較的簡便に認知症の人の帰宅願望行動の問題の程度を評価することが可能となり、今後の臨床で応用することが期待できると考えられます。

　帰宅願望行動の行動評価スケールに含まれた12の帰宅願望行動への具体的な対応例をp.55に挙げました。参考にして、看護・介護場面のケアにぜひ役立ててください。

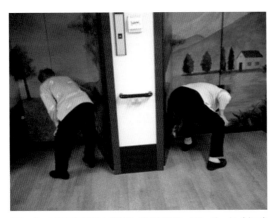

エレベータの扉に群馬大学学生が絵を描き、エレベータ（出口）を目立たなくする工夫をする。また、（家事が好きな）患者は作業（掃除）をすることで、役割をもつことができる

参考文献
1. 吉岡哲郎，亀ヶ谷忠彦，他：認知症高齢者の帰宅願望行動評価尺度（帰宅願望スケール）の開発．第3回慢性期リハビリテーション学会，2016.
2. 吉岡哲郎，亀ヶ谷忠彦，他：認知症高齢者の帰宅願望行動評価スケールの開発．第50回日本作業療法学会，2016.

四段構成・四原則・4分割法

起 まずは法律の固いお話から。老人福祉法第二条では、「老人は、多年にわたり社会の進展に寄与してきた者として、かつ、豊富な知識と経験を有する者として敬愛されるとともに、生きがいを持てる健全で安らかな生活を保障されるものとする」と定められています。そして、日本国憲法では、「個人として尊重され（十三条）、いかなる奴隷的拘束も受けず（十八条）、法手続きを経ずに自由を奪われない（三十一条）」基本的人権を保障しています（十一条）。

承 ところが、医療現場では「個人として尊重されず、身体拘束を受け、自由を奪われる」現実があります。医療行為という名の下に、日本国憲法が守られない事態が生じています。日本の文化では「医療は縛ってでも行うべき」で、「転倒は事故だから防ぐ必要がある」（家族が訴えると裁判所は賠償金を命じる）のです。その結果、医療現場では身体拘束による身体機能へのダメージ（廃用の進行、肺炎などなど）と心的ダメージ（生きる意欲の喪失など）が生じています。

転 欧米はどうでしょうか？　先日、スコットランドの医療現場の見学談を伺いました。病棟で身体拘束をみかけないので、なぜかと質問したら、逆に「身体拘束してまで医療を行う必要があるのか？」と問われたとのことでした（ある一場面です）。欧米では、「本人の意思」を尊重するのが基本という考え方が徹底しています。介護施設での転倒に関しても、デンマークでは「本人が自分の意思で立ち上がって転んだら自己責任で事故ではない、スタッフは責任を問われない」と聞きました。人間は二足歩行を行う以上、転倒は必然です。これが欧米の文化です。

結 文化はすぐには変えられません。でも、私たち医療人は、絶えず「どうあるべきか」を考えながら行動しましょう。「身体拘束ゼロ」は、その一つです。そして、ここにいきなり到達するのではなく、本書のPart2で示したさまざまな工夫を試みながら、まずはできそうなところから始めましょう。急性期ではなく慢性期の病棟から、せん妄のある人ではなくせん妄のない人から、また、コミュニケーションの工夫ならできそうだからそこから始めようなど、一歩ずつでよいのです。本書を元に、仲間と一緒に話し合って、できるところから皆と一緒に始めましょう。60ページで紹介している志学舎の研修を受講すると、導入が進むでしょう。特に院長や看護部長がこの研修の「身体拘束される体験実習」に参加すれば、効果てきめん！

認知症の人と医療倫理

　さまざまな法律に守られながらも、医療現場における認知症の人の人権が守られているとはいえないという状況の奥に、「医療倫理」の課題があると思います。**医療倫理の四原則**とは、「自律尊重」「無危害」「善行」「正義」を4つの原則として、患者の利益を考えるというものです（ビーチャムとチルドレス、1979）。本人の意向を引き出しにくいとされている認知症の人の自立の尊重などの場面で、私たちは悩み、立ち止まることが多いでしょう。身体拘束はまさにこの問題の真っただ中にあります。

　一方、解決策として、患者の利益を考えるときに**医療倫理の4分割法**というものがあります。それは、「医学的適応」「患者の意向」「QOL」「周囲の状況」に問題点を分けて、患者の生活や生命の質を討論する方法です（ジョンセンら、1992）。

認知症への
トータルアプローチ
：大誠会スタイルの実践

大誠会スタイルの理念と研修

大誠会スタイルの理念

　医療法人大誠会は、認知症疾患医療センターに指定されている内田病院を中心に、さまざまな介護施設、サービス付き高齢者向け住宅などを併設し、医療と介護の両面から高齢者の医療・ケアに取り組んでいます。法人の理念は、**「地域といっしょに。あなたのために。」**であり、「笑顔で支える地域医療、それが私たちのまちづくり」という概念につながります。そして、それを支えているのは、医療と介護を一体化するための多職種協働です。

　「大誠会スタイル」とは、広い意味では、スタッフの働きやすさや、地域にないサービスを作ることを含めて、私たちの活動のすべてを総称しています。病院だからといって、病人だけが来る場所ではなく、遊びに来たり、誰かに会いに来たりできる場所を地域の中に作ろうという考えです。そして、誰でも食事ができるよう、シェフのいる本格的なレストランを院内に作ったり、病気の人が使うおしゃれな杖やむくんだ足でも履ける靴をはじめ、若者もワクワクするような一般商品もあるお洒落なセレクトショップを院内に作ったりと、誰もが住みやすい地域づくりを、病院中心に、法人全体で進めてきました。

　病院に来る人は、体や心に不安を抱えている人が多いため、同じように、患者家族も不安であろうと考え、私たちスタッフは常に太陽のように明るく、あたたかい存在でいようと努めています。このような気持ち、いわば総論として

の「大誠会スタイル」を、療養環境やケアやリハビリの各論に落とし込んで、グループ全体の理念と基本方針を実現しています。

　中でも、**「大誠会スタイル」の認知症ケアとは、私たちのケアのあり方を指し、身体拘束なしで、パーソン・センタード・ケアを行うことで病棟での患者さんの行動障害が減ったり、しかるべきところに退院できるというケア**です。認知症ケアの目標は、行動・心理症状（BPSD）をつくらない環境を提供し（BPSD予防）、その方が自らの意思で自ら持つ能力を発揮できる場所を提供すること（自律・自立支援）です。

体験型！ 研修センター "志学舎"

　「大誠会スタイル」の認知症ケアをグループ全体で、どの職種であっても遂行するには、スタッフの意識づくりが最も重要であると考えています。そのため、"意識づくり"は、組織として一番力を入れて行ってきました。

　外部から「大誠会スタイル」の認知症ケアを見学したいという依頼が増えたことから、最も効率的に研修を提供できる方法をと考え、2019年からは、改めて内部・外部研修を一体管理できる部署を立ち上げました。それが「体験型！ 研修センター"志学舎"」です。「大誠会スタイル」の認知症ケアは、ただ見るだけではなく、現場に入ってその環境や時間の流れや音の大きさ、言葉のかけ方などを体験して欲しい、そんな思いからカリキュラムを作っています（表1；詳しくは大誠会・沼田でウェブ検索）。

表1　研修プログラムの内容

2020年3月現在

プログラム	内容および所要時間、料金
施設視察	大誠会グループの各施設を視察する 3時間、7,000円
認知症ケア・リハ等体験研修	身体拘束ゼロでBPSDの早期軽減を実現する認知症ケア・リハである「大誠会スタイル」を座学として学ぶ、もしくは実習を通じて習得する 座学のみ：3時間、7,000円 座学＋実習：6.5時間、15,000円（昼食込） ※ オプションプログラムあり（別料金）
組織運営・まちづくり	大誠会グループの組織運営やまちづくりの取り組みを学ぶ 3時間、7,000円

体験型研修センター志学舎（しがくしゃ）

認知症ケア・リハビリおよびまちづくりを主とした大誠会グループの取り組みに関する研修プログラム

●受講病院での効果
　A病院の身体拘束数は69名であった。受講後2か月で25名、3か月で20名まで減少した

身体拘束ゼロ医療・ケアマニュアルの閲覧数
5か月で1,803件

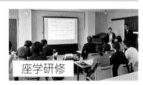
座学研修

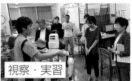
視察・実習

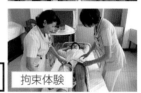
拘束体験

　これまでの外部からの受講生は、認知症の人ご本人や職員の立場で私たちのケアを体験したことで、自院の身体拘束を実際に激減させている病院もあります。ある病院では、研修前には月に69名の身体拘束の方がいたのに、研修2か月後には20名に減少したといいます。「体験型！ 研修センター"志学舎"」では、研修生が実際に拘束を受ける体験もしてもらいます。そこから見えてくるものを持ち帰ってもらうのです。

　また、研修センター"志学舎"は、内部研修も行っています。お互いが講師になって教え合う院内研修、外部研修受講やその伝達研修、外部講師による研修など、さまざまなスタイルの研修です。認知症ケアに関しては、全職員に『楽になる認知症ケアのコツ』（法人スタッフが執筆；技術評論社、2015）をテキストとして勉強してもらい、定期的に確認テスト（p.74参照）を行い、部署ごとに成績を開示し切磋琢磨しています。

　教育の仕方は、やってみせる、一部やらせる、独り立ちさせる、というステップを取り入れたインストラクショナルデザインで行うという方針を明確にし、教育を受ける側の負担軽減も図っています。

　さらに、自分たちの行っているケアを言語化し、論文投稿したり、学会発表したりする際の指導と支援を行っています。社会人として、また専門職として「知識・技術・態度」の視点で仕事を行えるような人材になってほしいという願いからです。

大誠会スタイルの理念を
実現するための院内連携

認知症疾患医療センター

内田病院は、群馬県指定の認知症疾患医療センターとして、認知症専門医受診や、連携担当の精神保健福祉士等による専門医療相談などを行っています。当センターは、病棟と密接な関係にあります。BPSDなどで入院が必要な認知症の人の情報共有には、各病棟師長、相談員、リハビリ職、ケアマネジャーなど多職種が参加して毎朝行うカンファレンスが欠かせません。病棟に加えて関連施設からも多職種が参加するスタイルで、スムーズな入退院や退院後の必要なサービス提供に寄与します。

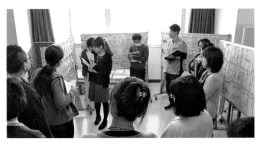

認知症サポートチーム（DST）

1. 認知症をもつ方のケアにチームで取り組む

当院では2014年から認知症サポートチーム（dementia support team：DST）が活動を開始しました。その成果の1つが、前項でも紹介した書籍『楽になる認知症ケアのコツ』（技術評論社）です。

DSTが発足して6年、認知症の人やその家族、多くのスタッフを支えていくという、チームの目標は変わりません。このチームは、認知症に精通した専門医、認知症看護認定看護師、リハビリスタッフ等をコアメンバーとし、現場の各フロアのスタッフメンバーとの二重構造で、回診する体制をとっています。

2. フロアメンバー・看護師の役割

当法人では、認知症看護認定看護師をDSTのマネジャーに位置付けていますが、グループ全体の認知症ケアの質の向上を目的として、各施設、フロアからそれぞれの職種のDSTスタッフメンバーを選出しています。この仕組みは、徹底したフロア制が根づいているためできたことと考えます。認知症ケアを実施するということは、担当者だけがかかわればいいということではありません。各職種をフロアに配置することで、フロアにいるスタッフの人数を増やし、そのすべてのフロアスタッフが、認知症の治療とケアにかかわる必要があります。

また、認知症ケア加算では看護師の認知症ケアが注目されます。看護師が中心となり、意識とケアの統一をはかっていきます。

チーム介入によって認知症の人に起きる反応に気づき、意見を出し合うことや、チームとスタッフのやりとりを絶やさずに行うことが、病棟全体のケアの質の向上をもたらします。

Best Selection

2020 No.2

臨床ですぐに役立つ！
看護の本
ベストセレクション

照林社

Expert **NURSE**
エキスパートナース
プチナース

© 安斎かなえ

Pick up!

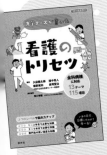

先輩ナースが書いた
看護のトリセツ

編著●久保 健太郎、濱中 秀人、徳野 実和、倉岡 賢治
医学監修●西口 幸雄
定価：本体 3,200円＋税 B5 判／ 384 頁

基礎から応用、急性期から慢性期まで、看護実践で大事な13テーマ・115項目を盛り込みました。日々の不安や迷いを解決する一番の方法は「自分に自信をつけること」。経験豊富な先輩たちだから書けた、モヤモヤを自信に変えてくれる1冊です

本当に大切なことが1冊でわかるシリーズ

看護師 **2,000**名の声をもとに、経験豊富な看護師たちがつくった「本当に看護に使える本」。入院から退院まで患者さんの全体像をとらえることができます。 **本編＋別冊の2部構成**

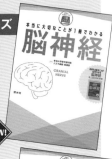

本当に大切なことが1冊でわかる
脳神経

著●東海大学医学部付属八王子病院
定価：本体 3,400円＋税
函箱入り：本体（B5判／368頁）＋別冊付録（文庫判／144頁）

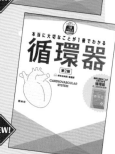

本当に大切なことが1冊でわかる
循環器【第2版】

著●新東京病院 看護部
定価：本体 3,400円＋税
函箱入り：本体（B5判／400頁）＋別冊付録（文庫判／128頁）

まるごと図解シリーズ　どこから読んでも面白いほどよくわかる！　オールカラー

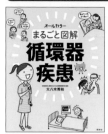

まるごと図解
循環器疾患
著◉ 大八木 秀和
定価：本体 2,400 円＋税
AB判／176頁

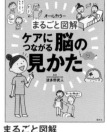

まるごと図解
ケアにつながる 脳の見かた
著◉ 波多野 武人
定価：本体 2,400 円＋税
AB判／192頁

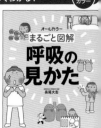

まるごと図解
呼吸の見かた
著◉ 長尾 大志
定価：本体 2,100 円＋税
AB判／144頁

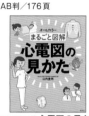

まるごと図解 **心電図の見かた**
著◉ 山内 豊明
定価：本体 2,100 円＋税
AB判／144頁

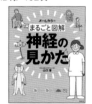

まるごと図解 **神経の見かた**
著◉ 山口 博
定価：本体 2,400 円＋税
AB判／176頁

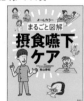

まるごと図解 **摂食嚥下ケア**
編著◉ 青山 寿昭
定価：本体2,400円＋税
AB判／176頁

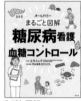

まるごと図解
糖尿病看護＆血糖コントロール
編著◉ 土方ふじ子 医学監修◉ 河合 俊英
定価：本体2,300円＋税 AB判／160頁

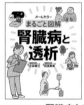

まるごと図解 **腎臓病と透析**
監修◉ 小林 修三
編著◉ 日髙 寿美
定価：本体 2,200 円＋税
AB判／128頁

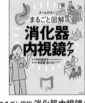

まるごと図解 **消化器内視鏡ケア**
編著◉ 中村 美也子
医学監修◉ 布袋屋 修
定価：本体 2,300 円＋税
AB判／136頁

やさしくわかるシリーズ　専門性の高い知識もわかりやすく解説！　オールカラー

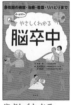

やさしくわかる
脳卒中
監修◉ 永田 泉
編集◉ 波多野武人、平田 雅彦
定価：本体2,600円＋税
B5判／272頁

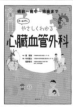

やさしくわかる
心臓血管外科
監修◉ 堀 隆樹
編集◉ 中村 喜次、塩野 昌代
定価：本体2,600円＋税
B5判／288頁

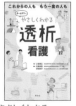

やさしくわかる
透析看護
監修◉ 小林 修三
編集◉ 日髙 寿美、坂坂 桂子
定価：本体2,400円＋税
B5判／192頁

やさしくわかる
心臓カテーテル
監修◉ 齋藤 滋
編集◉ 髙橋 佐枝子、島袋 朋
定価：本体3,000円＋税
B5判／192頁

医療相談員（MSW）

当院の相談員は、基本的には各担当のフロアで業務を行います。フロアにいることで、医師や看護師、リハビリ職などの多職種から認知症の人の状態をタイムリーに聴き取り把握することができると同時に、こちらからも詳細な情報をダイレクトに伝えられ、業務の大幅な効率化を図ることができます。

また、フロアにいることで担当の認知症の人の様子を直接観察できるほかに、多くの認知症の人を見守ることもできるため、何かあれば即座に看護師やリハビリ職に伝えられ、ケアの部分でも役に立てています。

相談員は病院と認知症の人の家族とをつなぐ役割として非常に重要です。当院で行う治療やケアについて十分な理解を得ていただきながら、家族の思いもきちんと汲み取り、現場に反映させるようにしなければなりません。医療現場で働くスタッフには申し訳ないという気持ちから伝えられないようなことでも、相談員には話しやすいこともあるようです。どのような思いにも耳を傾ける姿勢が関係構築においてとても重要であると感じています。

リハビリテーション部

当院では認知症があっても身体拘束せずに、穏やかに本人らしく生活できるようにさまざまな工夫をしながらリハビリテーションを実施しています。本人へのかかわり方は、信頼関係構築やリハビリテーションへの意欲、能力発揮に大きく左右されるため、より効果的なリハビリテーションを行うために、事前に本人の生活史を含めた多くの情報を知っておくことが重要です。そこで、可能な限り入院時カンファレンスにはリハビリスタッフも参加し、情報を得るようにしています。入院当初は環境の変化による影響も大きいため、早く慣れてもらう上でもそのフロア内でリハビリテーションを実施するようにしています。

フロア内でリハビリテーションを実施することで、多くの職種が本人の様子を観察できるため、多職種間で情報共有がしやすくなっています。フロアスタッフと本人の状況に合わせてより効果的に介入できるため、不穏時や帰宅願望の出やすい夕方などにリハビリテーション介入することでBPSDの予防や軽減を図ることも可能となっています。

看護部

当院は2002年からトップダウンで、身体拘束全面廃止を実践してきました。

認知症の人のケアの方法もマニュアルもないなか、大きな戸惑いを感じ、まずはどこから始めようかと、手探りの状態でのスタートでした。

縛られている患者は皆、何もできずにベッドに寝かされ無表情でした。

そんななか、認知症の人の気持ちを汲み取っていく（されて嫌なことはしない・どうして欲しいか聞く）ことで、縛らなくてもケアができることに気づきました。気づかせてくれたのは、縛られていない認知症の人の穏やかな表情、笑顔でした。そこが、縛らない看護・ケアを長い間続けてこられた理由なのです。

縛られるということは、その人らしさを失わせることで、縛られないということは、その人の尊厳を守っていることです。人として当たり前の尊厳を守って看護・ケアに当たることこそ、パーソン・センタード・ケアにつながるものです。それが私たちの看護の理念なのです。

在宅から病棟へ、病棟から在宅へと "つながる支援"

買い物難民のための買い物支援

　2017年3月、道路交通法改正に伴い75歳以上の高齢者に認知機能検査が義務づけられました。認知症の診断がついた人は、原則として、自動車運転免許証の返納が求められます。

　群馬県は、公共交通機関網が少なく、自動車の保有率が大変高い県です。車社会の群馬県の山間部僻地に当院はありますが、認知症疾患医療センターであるため、運転免許の返納を勧める診断をしなければならないことがあります。自動車で買い物に行けないと、すぐに生活に影響が出る人が多い地域です。運転免許を返納しなければならないことを勧める際に、同時に、家にいながらにして生活に直結する食料品の買い物ができるようにしたいと企画し、「移動コンビニ ゆきちゃん号」のサービスを始めました。安否確認も兼ねて、希望者の家の庭先まで伺い、そこでたくさんの品物の中から欲しいものを選んでいただきます。

生活の中の "困った" を解決するささえあいセンター

　2019年1月に利根沼田地域の団体や企業が共同で設立した「利根沼田まち・ひと・しごとづくりセンターささえあい」では、地域の人たちがあったらいいなと考えていたしくみ『お助け隊のいる利根沼田わがこと・まるごと相談所』を開設しました。

　わがこと・まるごと相談所では、どこに頼んだら良いかわからない困りごとをワンストップで受け止め、対応可能な団体や企業につなぐ役割を担っていきます。

　困りごと相談として図1のようなチラシを活用しています。ここでは、地元で信頼を得ているさまざまな団体・企業を紹介しています。利

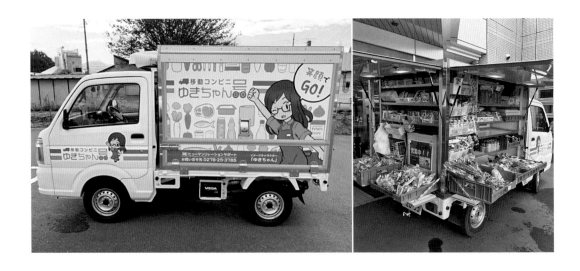

図1　"困りごと"相談のチラシ

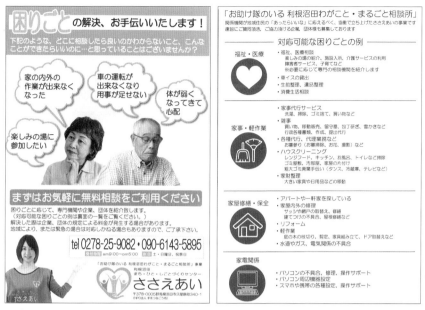

利根沼田まち・ひと・しごとづくりセンターささえあい（NPO法人手をつなごう）ホームページより
http://teotunagou.taiseikai-group.com/

用第1号は、これまでは自分で掃除をしていた
けれど、高いところに手が届かなくなったと業
者を希望した方の換気扇のお掃除でした。すぐ
に業者さんが紹介されて、利用者さん、業者さ
んの双方にとても喜ばれました。

役割の創出

　認知症の状態が入院や入所によって改善され
ても、地域に帰ったときの受け皿として、認知
症に対する理解や活動が少なければ、状態の悪
化や生きがいの喪失を招きかねません。そこで
地域においても、認知症の予防（発症遅延）や
認知症になっても役割を持って生活できる"場"
を作っています。

　たとえデイサービスを利用していても、まだ
まだできることはたくさん残っています。一例
として、地元でたくさん余っている渋柿をとっ
てきて、みんなで干し柿を作って商品として出
荷する例があります。「昔たくさん作ったね」
という作業回想療法にもなります。

　また、院内のカフェラウンジで、誰もが参加
できるさまざまなサロンを開設しています。ラ

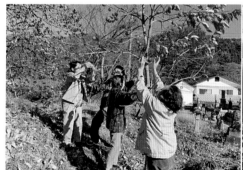

作業療法の1つ。干し柿づくり

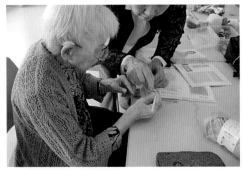

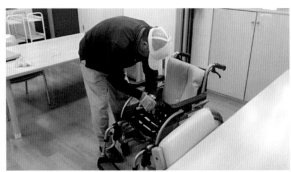

軽度認知障害で外来に通っている人が認知症の人に編み物を指導。生徒は地域の人や関連施設に入院・入所の方も含まれる

認知症の人でもできる軽作業。「働く」体験は自信につながる

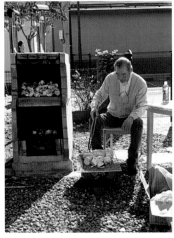

ボランティアで焼き芋を焼いている様子
（日本慢性期医療協会誌　2020年2月号）

ウンジ活動と命名したこの活動は、講師を軽度認知障害の人や認知症の人、さらには病院で亡くなった認知症の人のご家族とし、書道教室を開催したり、編み物教室を開催したり、踊りの会を開いたりとまさに自助互助の地域活動でもあります。もちろんリハビリのスタッフを中心として、私たちが黒子になる必要はありますが、一人、また一人とラウンジ活動の講師役が増え、その活動を手伝うボランティアも増えています。

　移住してきた男性は、軽度認知機能低下があり、地域での就労に影響が出てきましたが、ボランティアとして働くことで仲間もできました。

子どもたちとの交流

　ひだまり保育園の運動会では、共生型施設として、いつも一緒にいるいきいきデイサービスのお年寄りも参加してきました。運動会で子どもたちがしているハチマキや入場門のお花飾りなども利用者に作成してもらい、子どもたちへの貢献活動を実施しています。少し疲れた様子でしたが、皆さんとても楽しかったと喜ばれていました。

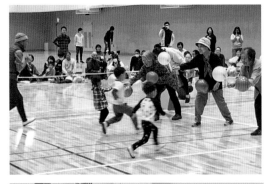

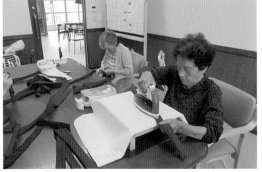

縫ったハチマキにアイロンをかけて、保育園児の運動会の準備

認知症になっても
安心なまちづくり

認知症見守りSOSネットワークと初期集中支援チームの連携による、認知症にやさしい地域づくりを推進しています。この背景には、2003年に隣村にて認知症の人が行方不明になり、自治体の必死の捜索にもかかわらず発見されなかったことがあります。

これを機に、地域の多くの目で認知症の人を見守るシステムが必要という認識が高まり、行政・有志が集ってネットワーク構築のための検討会議がもたれました。私たちは、在宅介護支援センターの立場で当初から積極的に介入し、2005年には、「認知症にやさしい地域づくりネットワーク」が発足しました。

2006年から地域で認知症のために行方不明になった人を探す訓練を開始し、2010年からは、下校中の小学生に模擬捜索訓練参加をしてもらっています。捜索訓練の前には、認知症に関する講話を行い啓発活動としています。また、子どもが参加してからは模擬捜索訓練を「命の宝さがし」と名付けて、この地域に暮らしていれば誰でも小学生の頃に一度は認知症の人を探す体験をしているという地域文化を作っています。

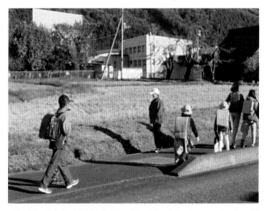

赤いジャンパーに白い帽子の扮装で一人歩き（徘徊）する認知症役のボランティアと下校中の小学生

認知症初期集中
支援チームのかかわり

当院は地域の認知症初期集中支援チームのチーム員でもあります。自治体と連携して、できるだけ速やかな介入を目指しています。また、医師も積極的に自宅訪問に出かけ、ケアプランに助言できるよう努めています。

認知症になっても本人の意思が尊重され、できる限り住み慣れた地域のよい環境で暮らし続けられるために、認知症の人やその家族に早期にかかわるのが「認知症初期集中支援チーム」です。これは、早期診断・早期対応に向けた支援体制を構築することを目的としています。初期集中支援チームは、まだ在宅において認知症と診断されていない認知症の人や、すでに診断されてはいるがケアプランが作られていない人、すでにサービスも使っているがケアプランがうまく機能していない認知症の人に介入していきます。

前述のように、私たちの地域には、見守りネットワークが機能していますが、複数回利用する人がいることに気がつきました。この複数回利用の人は認知症初期集中支援チームが介入する必要がある人なのではないかと考えて、このチーム活動と見守りネットワークの関係性を強化しました。

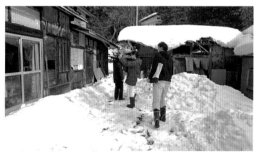

認知症初期集中支援チームは、雪の中の1軒家にも訪問する

認知症の人の人生の最終段階の意思決定支援

　日本老年医学会では、「ACP（アドバンス・ケア・プランニング）は将来の医療・ケアについて、本人を人として尊重した意思決定の実現を支援するプロセスである」と定義しています[1]。認知症の人は、進行に伴って、意思の表明や言語化が困難となるため、私たちは、できるだけ意思表示がしやすい早期に意思決定支援を行うことが適当であると考えています。また、医療・ケアチームは、本人と家族等との対話を通し、本人の価値観・意向・人生の目標などを共有し、理解した上で、意思決定のために協働することが求められます。そして、本人の意思を汲み取ることを指し示すACPの実践によって、認知症や意識障害など、本人が人生の最終段階に至って意思決定が困難となった場合も、本人が望む医療・ケアを受けることができるようにすることが重要です。

　また、認知機能低下のために意思決定能力が不十分と診断された場合でも、して欲しいことやして欲しくないことを聞き取ることは必要です。その際、「いい」「いやだ」というような表現によって部分的な意向を表現してもらうことは十分に可能と思われます。実際に当院の外来では、よりわかりやすく「食べられなくなったときに、鼻から管を入れたり胃袋に穴を開けてご飯を流し込みたいですか？」という言い方に変えて、人工栄養の希望を聞いたり、本人が誰を一番頼りにして信頼しているのか代理決定者に当たる人を聞き出したりしています。

　意思疎通ができなくなっても、以前の本人の言動や生き方、価値観などを家族などからお聞きします。そうした十分な話し合いの下に、本人の意思を可能な限り推定し、尊重することが、人生の最終段階の医療・ケアの意思決定支援には役立つものと思われます。

引用文献
1. 日本老年医学会 倫理委員会「エンドオブライフに関する小委員会」編：ACP推進に関する提言. 東京, 2019. https://www.jpn-geriat-soc.or.jp/press_seminar/pdf/ACP_proposal.pdf（2020/4/7アクセス）

参考資料

BPSD評価尺度

NPI（Neuropsychiatric Inventory）

　BPSDの評価尺度として、研究で標準的に用いられるのがNPIです。この評価尺度は妄想・幻覚・興奮・うつ症状・不安・多幸・無関心・脱抑制・易刺激性・異常行動・夜間行動・食行動の12項目を評価し、夜間行動と食行動を除いた10項目の合計点を算出します。このように、すべてのBPSDを網羅しているわけではありません。

　NPIには、病院などで使われるNPI、ナーシングホームで使われるNPI-NHがあり、介護者への構造化インタビューで評価します。加えて、質問紙であるNPI-Qがあります。NPIは海外で開発され日本語版も制作されましたが、これには版権があるので、ここでは割愛します。

BPSD＋Q/BPSD25Q

　BPSD＋Qは、主治医意見書「周辺症状項目」を中心に構成されたBPSD評価票で、質問紙形式で評価しやすいものになっています。さらに、合計点のほかに過活動スコア、低活動スコア、生活関連スコアと3つのサブカテゴリーに分けて採点できる点が優れています。BPSDを詳細に把握して看護・ケアプランを検討するのに有効です。また、せん妄の項目（2項目）を含み、せん妄に気づきやすくなっていますが、これを外せば「BPSD25Q」として、BPSDのみの評価用紙となります。

　BPSD＋Q/BPSD25Qは日本で開発され、DCnet（http://www.dcnet.gr.jp/pdf/journal/BPSD＋Q_190122.pdf）で使い方とともに無料公開されています。ダウンロードして自由に使えるので、ぜひ活用してください。評価票はp.70に掲載します。

DBDスケール

　DBDスケールは行動障害の尺度で、28項目からなります。質問紙形式でつけやすいですが、妄想などの心理症状を含まないため、BPSDの標準的な尺度ではありません。

BPSD＋Q/BPSD25Q
認知症困りごと質問票

記入日	年　　　月　　　日（　　）
ID　　　　　　評価者	（関係　　　）
対象者　　　　　　年齢　　歳　性別　男・女	

過去１週間について、下記の全質問27項目に答えてください。
認められなければ0に○をつけ、認められれば重症度と負担度に点数を付ける。

重症度 　1：見守りの範囲　　2：対応したケアが可能で毎日ではない
　　　　　3：対応したケアが可能だが毎日ある　　4：対応に困難を伴うが毎日ではない
　　　　　5：対応に困難が伴いかつ毎日継続する

負担度 　0：なし　　1：僅かな負担　　2：軽度の負担
　　　　　3：中度の負担　　4：大きな負担
　　　　　5：極度の負担

		認められない	認められる 重症度 1〜5	認められる 負担度 0〜5	網掛けは主治医意見書に関連するもの
1	実際にないものが見えたり、聞こえたりする	0			幻視・幻聴
2	盗られたという、嫉妬する、別人という（選択して○：盗害、嫉妬、誤認、他）	0			妄想
3	他者を傷つけるような乱暴な言葉を発する	0			暴言
4	他者に乱暴な行いをする	0			暴行
5	うろうろする、不安そうに動き回る	0			徘徊・不穏
6	家/施設から出たがる	0			無断外出
7	他者への性的に不適切な行為	0			性的不適切行動
8	こだわって同じ行為を何度も繰り返す	0			常同行動
9	我慢ができない、衝動的に行動する	0			脱抑制
10	怒りっぽい	0			易怒性
11	忘れて同じことを何度も尋ねる	0			繰り返し質問
12	ものをためこむ	0			収集
13	大声・鳴声が続く、さけぶ	0			大声
過活動スコア（1〜13）計					
14	悲観的で気分が落ち込んでいる	0			うつ
15	やる気がない、自分からは動かない	0			アパシー
16	声かけに反応がない、興味を示さない	0			無反応・無関心
17	心配ばかりする	0			不安
18	日中うとうとする	0			傾眠傾向
19	部屋・家から出たがらない	0			閉じこもり
低活動スコア（14〜19）計					
20	夜間寝ないで活動する	0			昼夜逆転
21	異食や過食、拒絶	0			食行動異常（異食）
22	介護されることを拒否する（選択して○：更衣、整容、入浴、食事、他）	0			介護への抵抗
23	尿や便で汚す、何日も入浴しない（選択して○：風呂、異所排尿、弄便、他）	0			不潔行為
24	タバコ、ガスコンロ等の火元不適切管理	0			火の不始末
25	隠す、別な場所に置く、探し回る	0			物をなくす
生活関連スコア（20〜25）計					
BPSD25Q（1〜25）計					
26	幻覚妄想を伴い興奮状態が急激に出没	0			過活動性せん妄
27	ボーッとして覚醒レベル低下が出没	0			低活動性せん妄
BPSD＋Q（1〜27）合計					

自由回答欄：

認知症の病型を推測するための質問票 43項目版（DDQ-43）

| 患者様お名前 | 記入日 ： | 年 | 月 | 日 |
| 記入者お名前 | | 患者様との関係 | | |

ご本人の日々の生活の様子から、あてはまるものに○を付けてください。

	項目	分類
	しっかりしていて、一人暮らしをするに、手助けはほぼ不要	MCI & NC
	買い物に行けば、必要なものを必要なだけ買える	
	薬を自分で管理して飲む能力が保たれている	
	この１週間〜数か月の間に症状が急に進んでいる	Delirium
	お金など大切なものが見つからないと、盗られたと言う	ADD
	最初の症状は物忘れだ	
	物忘れが主な症状だ	
	置き忘れやしまい忘れが目立つ	
	日時がわからなくなった	
	できないことに言い訳をする	
	他人の前では取り繕う	
	頭がはっきりとしている時と、そうでない時の差が激しい	DLB & PDD
	実際には居ない人や動物や物が見える	
	見えたものに対して、話しかける・追い払うなど反応する	
	誰かが家の中に居るという	
	介護者など身近な人を別人と間違える	
	小股で歩く	
	睡眠中に大声や異常な行動をとる	
	失神（短時間気を失う）や立ちくらみがある	
	転倒する	
	便秘がある	
	動作が緩慢になった	
	悲観的である	
	やる気がない	VD
	しゃべるのが遅く、言葉が不明瞭	
	手足に麻痺がある	
	飲み込みにくく、むせることがある	
	感情がもろくなった（涙もろい）	
	思考が鈍く、返答が遅い	
	最近嗜好の変化があり、甘いものが好きになった	FTD-bv (Fr-ADD)
	以前よりも怒りっぽくなった	
	同じ経路でぐるぐると歩き回ることがある	
	我慢できず、些細なことで激高する	
	些細なことで、いきなり怒り出す	
	こだわりがある、または、まとめ買いをする	
	決まった時間に決まったことをしないと気が済まない	
	コロコロと気が変わりやすい	
	店からものを持ち去る（万引き）などの反社会的行動がある	
	じっとしていられない	akathisia
	尿失禁がある	NPH
	ボーッとしている	
	摺り足で歩く	
	言葉が減った	Aphasia
	ものの名前が出ない	

山口晴保研究室より引用（http://yamaguchi-lab.net/?p=167）

ケア内容チェックシート

一人の患者に対して日ごとに行ったケアの内容に○をつけていき、どのケアが効果的であったかを共有するために行います。

患者名		1日目　　月　　日							～	7日目　　月　　日						
		日勤				夜勤				日勤				夜勤		
5原則	ケアの具体的な内容	看護	リハ	介護	他	看護	介護	他		看護	リハ	介護	他	看護	介護	他
快刺激	好きな活動をする															
	季節や時間を知ることができる															
	楽しかった時の話をする															
	お腹が空いたら何か食べられる															
	好きなほうを選んでもらう															
	共感する															
	その他（　　　　　　　）															
褒める	身だしなみを褒める															
	「ありがとう」と言う															
	存在を褒める															
	できたことを褒める															
	その他（　　　　　　　）															
コミュニケーション	スタッフと楽しく会話をする															
	何度も同じ話を聞く															
	話の内容を否定しない															
	敬語で話す															
	他の患者さんと楽しく会話をする															
	笑顔で接する															
	認識してもらってから話す															
	目を合わせる															
	話しかける															
	許可を取る															
	わかろうとする															
	触れる、さする、タッチング															
	その他（　　　　　　　）															
役割	仕事に類似した活動															
	生活歴に則した活動															
	仕事に対して感謝を述べる															
	協力を依頼する															
	その他（　　　　　　　）															
エラーレス	できることとできないことを評価する															
	トイレの失敗がないようにかかわる															
	失敗したと感じさせない															
	失敗しないように準備する															
	その他（　　　　　　　）															
身体拘束をしない	処置の間は見守る															
	本人がわかる言葉や方法で説明する															
	歩きたいときは付き添う															
	転倒予防に配慮した環境調整															
	行動を制限しない															
	治療以外に興味が向くようにする															
	その他（　　　　　　　）															
その他	認知症の薬：定期															
	屯用															

＊「身体拘束をしない」の評価はアクシデント等イベントがなければ○
＊実施して反応がよかったら「○」、反応がわるかったら「×」、実施しなかった場合「空欄」
＊日内変動があった場合は、斜線「／」で分けて評価する（例：午前中よい、午後反応悪い→○／×）
＊薬が飲めたら「○」、飲めなかったら「×」

BPSDシート

　過鎮静と低活動は手がかからないことから、見過ごされがちなため注意が必要である。食事摂取量低下への対応や終末期の薬剤なども病棟全体で意識すべきである。また、回診で薬剤の調整をした場合は、細かな観察が大切になる。

　大誠会では薬剤の効果を知るために、全職種が観察しやすいよう「BPSDシート」を使用している。赤（　　　）の部分にチェックが多いと薬が効きすぎていることが考えられ、減量または中止を検討する。黄色（　　　）が多い場合は現在の薬では効果がみられていないと考えられ、変更や増量などを検討する。青（　　　）はよい状態である。夜間の睡眠状態も重要であるため、観察し記録する。

	/				/			
	8：30～ 12：30	12：30～ 17：30	17：30～ 24：00	0：00～ 8：30	8：30～ 12：30	12：30～ 17：30	17：30～ 24：00	0：00～ 8：30
傾眠					○			
声かけをしても起きない								
ふらつき								
無関心					○			
易怒性						○		
歩き回る							○	○
落ちつきのなさ						○		
大声					○		○	○
興奮								
脱抑制						○		
笑顔								
活動ができる							○	
食事ができる							○	
睡眠時間					1		0.5	3

○の数で下記の評価ができる
- 　　　：薬が効きすぎている（減量または中止を検討）
- 　　　：薬の効果がみられていない（変更や増量などを検討）
- 　　　：よい状態

職員向け確認テスト（解答）

所属　　　　　　氏名　　　　　　　　　点数

以下の各文をよく読み、各（　）に当てはまる選択肢の記号を（　）内に記入しなさい

（1）妄想がみられる場合、（　イ　）ことで軽減を図っていくことが大事である。
　　　ア，正しい客観的事実を相手に粘り強く伝え、積極的に訂正を促していく
　　　イ，背景にある感情をくみ取り、理解できる部分に焦点を当て、働きかける
　　　ウ，背景に認知機能障害があることを理解し、認知機能改善を促す
　　　エ，妄想の対象となっている人物と十分に対話し、和解を促していく

（2）薬の服用に関して、不適切なものを選びなさい。（　イ　）
　　　ア，アリセプトは薬剤の半減期が約3日と長いので、1回飲み忘れても影響が少ない。
　　　イ，本人が拒否しにくいように、食事にすりつぶして混ぜる工夫もある。
　　　ウ，薬は一回分ずつ渡すようにする。
　　　エ，必要がない薬を漫然と飲み続けている場合もあるので、医師に相談することも大切である。

（3）パーソンセンタードケアを評価するものはどれでしょうか。（　イ　）
　　　ア，HDS-R　イ，ディメンシア・ケア・マッピング　ウ，DBDスケール　エ，MMSE

（4）幻視とは（　ア　）であり、錯視とは（　イ　）である。
　　　ア，何もないところにものが見えること　　　　イ，何かを他のものと見間違えること
　　　ウ，大きさや形などが正確に把握できないこと　エ，左のほうを見落とすこと

（5）アルツハイマー型認知症におけるもの忘れは、発症から（　ア　）記憶から失われていく。
　　　ア，近い　イ，遠い

（6）以下のうち、レビー小体型認知症の説明として最も不適切なものを選びなさい。（　エ　）
　　　ア，アルツハイマー型認知症以上に転倒することが特徴である。
　　　イ，日本人の小阪憲司先生によって発見された認知症である。
　　　ウ，初期に嗅覚が失われることが多い。
　　　エ，便秘は少ない。

（7）次の文のうち、アルツハイマー型認知症のリスクとして不適切なものを選びなさい。（　イ　）
　　　ア，最大のリスク要因は加齢である。　　　イ，運動がリスクを高める。
　　　ウ，糖尿病や高血圧症がリスクになる。
　　　エ，発症の20～30年前から、脳内にβアミロイドの異常蓄積がみられる。

（8）帰宅願望は（　ア　）ために強い不安や混乱が生じることで起きる。よって、その予防として
　　（　エ　）ことが重要である。
　　　ア，その場の居心地が悪い　　　　　　　　イ，家族が恋しい
　　　ウ，より積極的なアクティビティを導入する　エ，本人がなじみやすい環境を整える

本書作成にあたり参考にした文献

1. 日本慢性期医療協会運営委員会：身体拘束廃止のためのケアの工夫事例集〜ファースト・ステップ〜. 日本慢性期協会, 東京, 2013.
2. 大誠会認知症サポートチーム 著, 山口晴保, 田中志子 編：楽になる認知症ケアのコツ 本人も家族もそろって笑顔に. 技術評論社, 東京, 2015.
3. 内田陽子：一般病棟の認知症患者「こんなときどうする？」. 照林社, 東京, 2017.
4. エキスパートナース編集部 編：特集 こうすればできる！ 身体拘束ゼロ 大誠会内田病院. Part1 認知症の多い病院での取り組み. エキスパートナース 2018；34（13）：20-51.
5. 堀内ふき：マンガで早わかり 看護師のための認知症のある患者さんへの対応Do＆Do not−「とりあえず」でケアしていませんか？ 困ったケースへの対処法. メディカ出版, 大阪, 2017.
6. 田中久美：一般病棟における認知症高齢者へのケア 認知症高齢者の世界を知り, 適切な支援を探る. 看護技術 2016；62（5）：51-58.
7. 北川公子, 井出訓, 植田恵, 他：系統看護学講座 専門分野Ⅱ 老年看護学. 医学書院, 東京, 2013：290-293.
8. 山口晴保：紙とペンでできる認知症診療術 笑顔の生活を支えよう. 協同医書出版社, 東京, 2016：216-219.
9. 山口晴保：認知症の正しい理解と包括的医療・ケアのポイント 第3版. 協同医書出版社, 東京, 2016.
10. 山口晴保：認知症ポジティブ！脳科学でひもとく笑顔の暮らしとケアのコツ. 協同医書出版社, 東京, 2019.

おわりに

　身体拘束はできるだけ避けるべきだという理念だけは、長い間繰り返し言い続けられてきました。しかし、私たちの経験からは、「理念」と「方法論」はセットでなければならないということが言えます。「頭では、いけないこと、減らさなければいけないことだとわかっていても、どうやって拘束ゼロを実現したらいいかわからない。だから逆に苦しい」という現場に、「理念」と「方法論」をセットでご覧いただける、初めての本になったと思っています。

田中志子

認知症専門医、医療法人大誠会 内田病院 理事長

＊

　非常勤の認知症専門医として、認知症サポートチーム（DST）の立ち上げからかかわってきました。DSTメンバーが一丸となって執筆し、本書としてまとめられたことを、とても嬉しく思います。また、研究成果も盛り込むことができ、本書が認知症医療・ケアの新時代を切り開くことを期待しています。

山口晴保

認知症専門医、医療法人大誠会 顧問

＊

　20年間、内田病院で認知症ケアに取り組んできました。仲間と試行錯誤しながら縛らない認知症ケアを行う中では、うまくいくことばかりであったわけではありません。しかし、患者さんの笑顔を見たとき、そして「ありがとう」と言ってもらえたとき、その感動を仲間と共有する瞬間は何物にも代えがたいものでした。私たちが築き上げてきた「縛らない認知症ケア」のノウハウを多くの人に知ってもらい、よりたくさんの仲間を増やしていきたいと思います。

小池京子

認知症看護認定看護師、医療法人大誠会 内田病院 認知症サポートチームマネジャー

＊

　私たちのかかわり方によって、認知症の方の能力が大きく花開くことを経験し、コミュニケーションの重要性に気づかされました。能力を最大に引き出すことには、難しさもありますが、やりがいもあります。本書には、大誠会で約20年間蓄積されてきた身体拘束ゼロ実現の工夫が書かれています。多職種で向き合い、工夫・トライすればうまくいくこともたくさんあります。本書を参考に、一人でも多くの方が笑顔になってくれたらうれしいと思います。

安原千亜希

理学療法士、医療法人大誠会 内田病院 病棟サブマネジャー

＊

　本書では、主に研究データの取りまとめを担当しました。"身体拘束ゼロ"は当院のあたたかい＆よき組織風土の上に成り立っている結果です。本書が単に認知症ケアのマニュアルにとどまるのではなく、真に認知症の方を思い、ともに働く仲間を思い合える風土形成の大きな一助となることを強く願っています。

尾中航介

臨床心理士・公認心理師、医療法人大誠会 内田病院 地域医療連携室

＊

　認知症の方からの「家に帰りたいけど……。出口はどこ？」という言葉が、最も困る質問でした。認知面や生活環境の背景を知るからこそ、現実は厳しく、力になれないことが多く無念でもありました。でも、最も心細く、困っているのは認知症の方本人です。その思いを受け止め、共感し、自分の家よりも居場所や交流、活動参加の機会があり、役割をもって、笑顔で生活できること、それを目標に、認知症の方々にリハビリテーションを行っています。

吉岡哲郎

作業療法士、医療法人 大誠会 沼田訪問看護ステーション

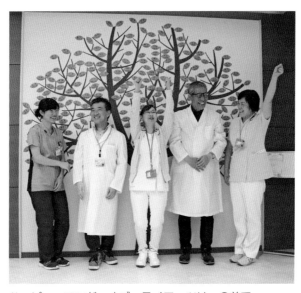

ハッピー・エンド・オブ・ライフ・ツリーの前で

索引

しん たい こう そく　　　　　　　　にん ち しょう い りょう
身体拘束ゼロの認知症医療・ケア

2020年5月30日　第1版第1刷発行　　　監　修　　山口晴保・田中志子
　　　　　　　　　　　　　　　　　　　　　　　　　　　　やまぐちはるやす　たなかゆきこ

　　　　　　　　　　　　　　　　　　　発行者　　有賀　洋文

　　　　　　　　　　　　　　　　　　　発行所　　株式会社　照林社

　　　　　　　　　　　　　　　　　　　　　　　　〒112-0002

　　　　　　　　　　　　　　　　　　　　　　　　東京都文京区小石川2丁目3-23

　　　　　　　　　　　　　　　　　　　　　　　　電話　03-3815-4921（編集）

　　　　　　　　　　　　　　　　　　　　　　　　　　　03-5689-7377（営業）

　　　　　　　　　　　　　　　　　　　　　　　　http://www.shorinsha.co.jp/

　　　　　　　　　　　　　　　　　　　印刷所　　共同印刷株式会社

検印省略（定価はカバーに表示してあります）

ISBN978-4-7965-2486-5

©Haruyasu Yamaguchi，Yukiko Tanaka/2020/Printed in Japan